SWEET DREAMS

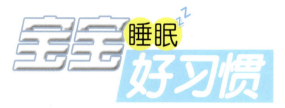

宝宝 睡眠 好习惯

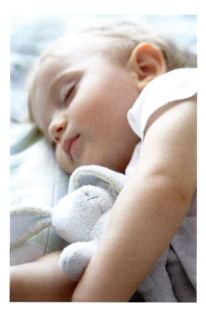

［冰］阿娜·司古拉　著

阎珊珊　刘克　译

北京出版集团公司
北京出版社

著作权合同登记号

图字:01-2012-5832

图书在版编目（CIP）数据

宝宝睡眠好习惯／（冰）司古拉著；阎珊珊，刘克译. — 北京 ：北京出版社，2014.11

书名原文：Sweet dreams

ISBN 978-7-200-10537-7

Ⅰ. ①宝⋯ Ⅱ. ①司⋯ ②阎⋯ ③刘⋯ Ⅲ. ①婴幼儿—睡眠—基本知识 Ⅳ. ①R163

中国版本图书馆 CIP 数据核字(2014)第 099004 号

宝宝睡眠好习惯
BAOBAO SHUIMIAN HAO XIGUAN
［冰］阿娜·司古拉 著
阎珊珊 刘克 译

*

北 京 出 版 集 团 公 司
北 京 出 版 社 出版
（北京北三环中路 6 号）
邮政编码:100120
网 址 :www.bph.com.cn
北 京 出 版 集 团 公 司 总 发 行
新 华 书 店 经 销
北京顺诚彩色印刷有限公司印刷

*

787 毫米×1092 毫米 16 开本 9 印张 73 千字
2014 年 11 月第 1 版 2014 年 11 月第 1 次印刷
ISBN 978-7-200-10537-7
定价: 32.00 元
质量监督电话: 010-58572393
责任编辑电话: 010-58572417

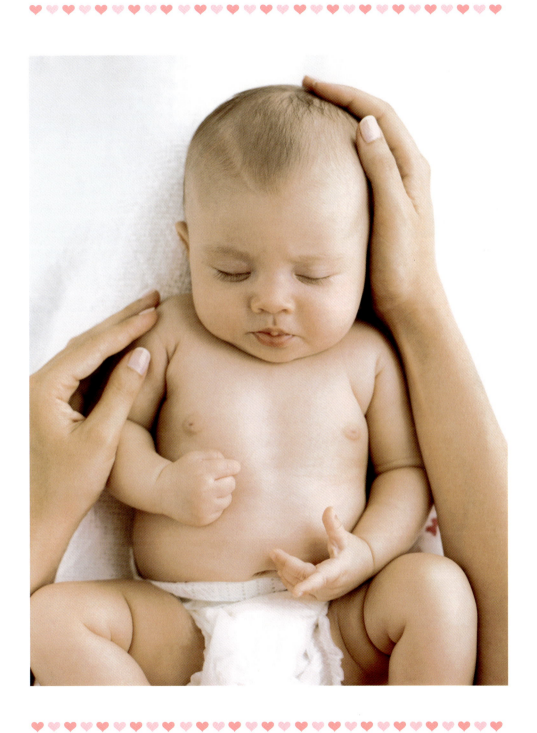

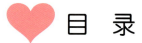

目　录

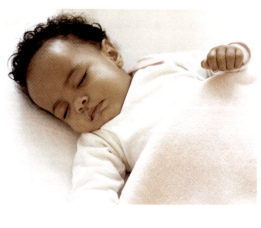

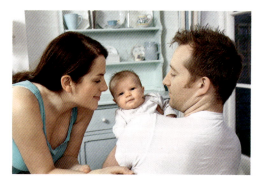

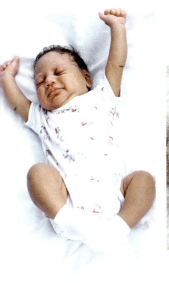

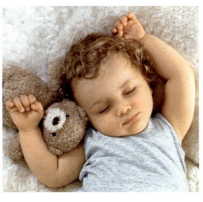

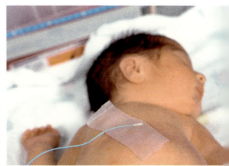

简介

本书将向您介绍如何合理地对宝宝寄予期望，以及如何帮助宝宝拥有良好的睡眠，让他高兴。睡眠并不是孤立的，它和宝宝生活中的许多因素都有关系。所以，本书也涉及如生长发育、喂养、人格、生活节奏、家庭生活、外部环境及总体健康状况等方面的内容和常见问题，例如，在学习站立之初，睡眠一直很好的宝宝可能开始在夜里频繁地醒

睡眠苏醒周期图（图略）

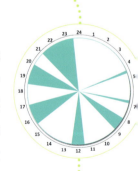

本书的一大特色是在Part4中专门设计了图表来说明不同年龄段宝宝的睡眠—苏醒的时间。在这些图表中，白色表示睡眠时间，蓝色表示苏醒时间。标在圆圈外的时间仅用于说明，并不要求您的宝宝照此作息。而圈内的数字则以小时和分钟的形式（如1:30即1小时30分钟）说明了每个睡眠、苏醒周期的长短，这是您应该关注的。

若您想要自己创建图表来了解宝宝的睡眠以及查看其时间是否充足，请确保宝宝的睡眠和苏醒时间符合您家人的作息。在第142页中，已提前为您准备了可用于复印、填写的空白图表。

来，并很难再次入睡；着凉或得了感冒的宝宝，即使已经痊愈，仍然常在夜里醒来；许多宝宝在搬了家或在有了新的兄弟姐妹后也会在夜里频繁地醒来……这些只是生活中几种影响宝宝睡眠的情况。此外，本书还将强调更多、更为重要的睡眠影响因素。

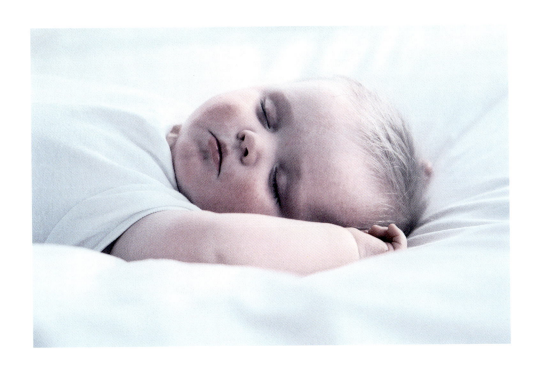

♥ Part 1
父母的责任

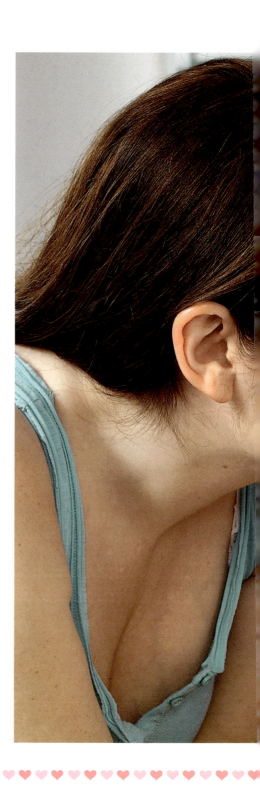

在照顾宝宝的过程中，您应该谨记的最重要的一点是：每个宝宝生来都具有其独特的个性和气质。因此，不存在适用于每个孩子的万用养育方案。帮助宝宝睡觉亦如此。例如，某些宝宝总保持一种相同的入睡习惯，而有些则需要在您的帮助下才能适应睡眠方式的变化。此外，父母和社会对孩子的不同观点，对于宝宝的养育也有一定的影响。例如，是否应该让宝宝睡在父母的床上、就寝规定应该严格到什么程度，这两个问题的答案始终具有争论性。如果您想真正对宝宝好，那么曾经在某些问题上坚持己见的您（例如，无法拒绝宝宝要与您同睡的要求）也需要有所改变。

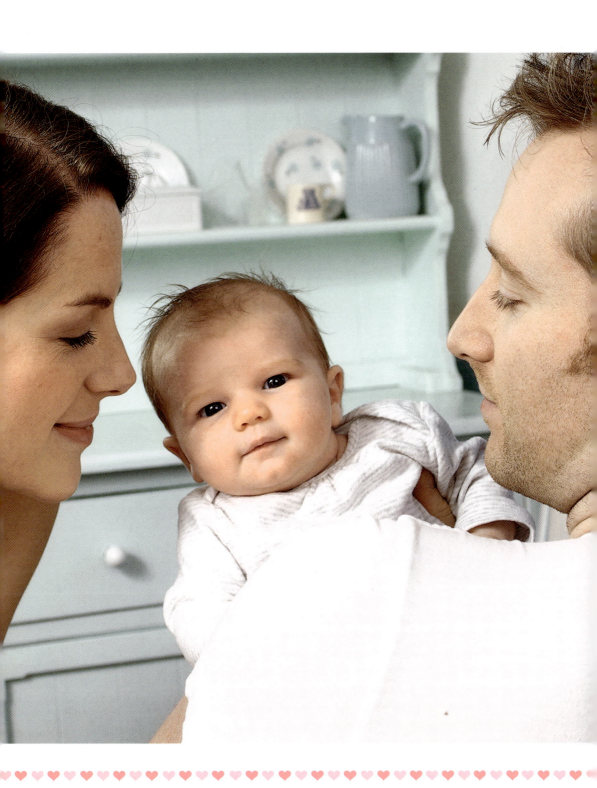

宝宝需要爱与安全

虽然出生时是那么的无助，但您的宝宝已经是一个独立的个体，因此您需要时间去了解他。同样，宝宝也需要时间去认识您、了解您。当然，并非所有父母的情况和心态都一样。您可能在心里对照顾宝宝很自信，也可能因伴随宝宝到来的巨大责任感而不安；也许您还是一个刚刚学会照顾自己生活的年轻人，而此刻您又要肩负起照顾宝宝的重任；您可能来自一个大家庭，很懂得照看家里年龄较小的成员；您也可能是独生子，缺乏照顾宝宝的经验。我们都想成为称职的父母，但我们并不完全懂得怎样才能做好。

抚养宝宝最重要的两件事是给予孩子爱和安全感，并且在大多数情况下，应两者同时给予。如果能够保证孩子安全，却不给予爱，宝宝可能会变得平和、乖巧，但并不快乐；而如果仅给予孩子爱而缺乏安全感，则可能会使他很快乐，但却任性无知。

与众多成长中的其他问题一样，每个孩子对爱和安全的需求也不尽相同。有些孩子需要大量"社交安全感"，即希望自己始终由一个人照顾，却不需要很

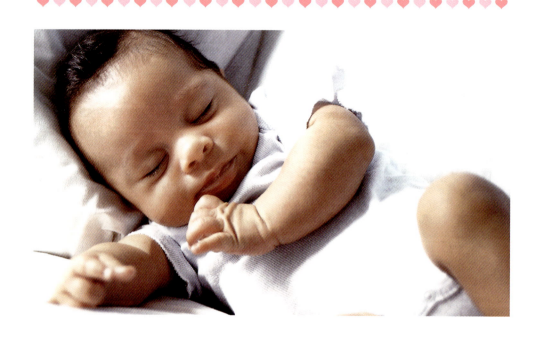

多"环境安全感"（即在所处环境中感到安全）。而另一些孩子则需要大量的爱，而对所处环境的安全感无所谓（例如，在短期内搬10次家，宝宝也不受任何影响）。

但无论如何，能够兼顾爱和安全感总是好的。例如，出于关爱而对孩子们设置一些限制（或者说订立规则）。父母最好能够在同一个举动中同时融入爱及安全。例如，抚摸孩子并用亲切而坚定的语气对孩子说："不行，这个不能做。"在教孩子养成好的睡觉习惯时，也往往意味着要设置限制和规矩。

表达您的爱

您可以通过眼神、抚摸及语言来表达您对宝宝的爱。

❤

您可以通过您对孩子活动的兴趣表达爱，也可以通过成为宝宝的热心观察者和欣赏者来表达。

❤

您还可以和孩子共享安静时刻，向他传递爱。

爱

在众多的事物中，爱意味着参与另一个人的生活。仅仅在心里感觉到喜欢孩子是不够的，您需要将这种喜欢说出来并让您的宝宝感觉到。因为，知道有人爱着自己，宝宝的身心才能健康发展，这从来都是很重要的话题。即便是在您给他设置限制时，您的宝宝也需知道您是爱他的。您的宝宝需知道他是家庭的一部分。一个由他和您（还可能包括其他人）组成的家庭才是完美的。您需要表现出对他的行为感兴趣，以及对他的生活由衷地关注，即便只是和他一起看着雨滴滑过窗户或者和他一起玩积木。同样，您不打扰宝宝的兴致也很重要，如您不能从宝宝手中夺走他正在玩的玩具或其他物品，而应该一直在旁边欣赏地看着。

能够兼顾爱和安全感总是好的，例如，出于关爱而对孩子们设置一些限制（或者说订立规则）。

安全

宝宝的安全感取决于两个因素：他所处的环境以及与他人的交流。

环境安全

环境安全是指宝宝因为知道自己的家在哪儿、在哪儿吃、在哪儿睡而感到安全和平静。他也需要知道一天中他要在何处被照顾。随着宝宝渐渐长大，他也常常会要求把自己的东西放在特定的地方。如果偶尔他必须在其他地方睡觉而不是家里，宝宝也会喜欢把平常陪伴他入睡的东西放在身旁，譬如一些舒适的物件——毯子、他最爱的毛绒玩具或安抚奶嘴。这些东西会使他保持安全感，并尽可能地减少睡眠地点变化所带来的不安全感。

帮助您的宝宝

鉴于每个宝宝的独特性，您应根据宝宝的性格选择帮助宝宝睡眠的方式。以下两个例子供参考。

活泼、有进取心的宝宝

外向、有好奇心的宝宝常常需要保持同一种睡眠习惯。

如果您的宝宝属于此类型，那么保持其睡眠时间及睡眠方式的有序和规律尤为重要。如果任由宝宝自己"发号施令"，他的睡眠时间将十分不规律，而这将着实影响他晚上睡个好觉，同时还会影响到其他家庭成员的睡眠。

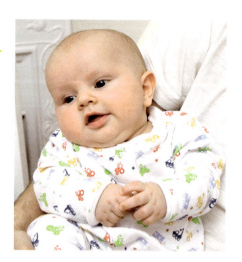

社交安全

社交安全涉及的问题是：宝宝需要依赖同一个人一直照顾自己，而不是今天由这个人照顾，明天又是另一个人。低龄宝宝应该只有少数几个照顾者。然而，随着宝宝渐渐长大，您将发现让他与更多的人交流是很有好处的。与更多的人接触可使宝宝习惯于与人互动，并且有助于他形成独立意识。

社交安全也来自于父母回应孩子的行为方式。当宝宝看到父母的行为方式不稳定的时候（例如，允许他在父母的床上睡一晚上，但另一个晚上不再让他睡父母的床；或者父母有时坐在宝宝的床边，而另一个晚上父母不这样做）宝宝就会开始感到不安。父母或其他照顾者的心态异常也会引起宝宝的不安。

对变化敏感的宝宝

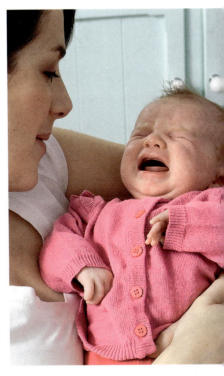

在陌生的环境中会变得烦躁不安的宝宝，父母需帮助他接受生活中的变化。此类宝宝必须学会习惯以下事实：意料之外的事情总是在发生，常规也很可能会改变。

如果您的宝宝属于敏感型，那么您就需要向他展示日常生活充满的微妙变化，让他知道小小的变化并不意味着整个世界的彻底颠覆。例如，如果您的宝宝通常在家中自己房间的婴儿床上睡觉，那么，他可能需要学会适应时不时地改变睡眠环境，比如在自己的便携式婴儿床上幸福地睡个小觉。

日常生活中不管多小的变化都会给有些宝宝带来很多困难。最有效的解决方法是通过训练使宝宝循序渐进地接受变化，但父母不应操之过急。

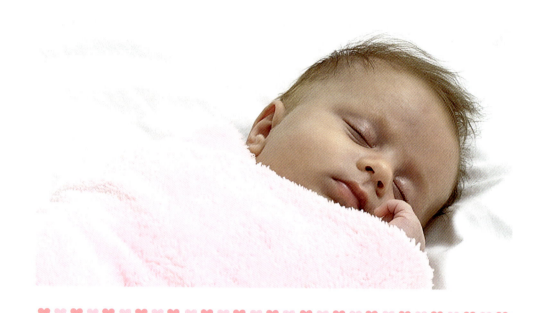

您的宝宝需明白什么该做和什么不该做，并且您需要向宝宝传达安全且明确的信息。这么做，您的宝宝将学会信任您，并很认真地对待您。

对宝宝设置限制时，您需要表明您的公正性。您的宝宝并不一定总是很乐意地接受所有制度，但他需知道哪些是自己可以接受的。并且您应清楚如何合理地对宝宝寄予期望，这样您才能对宝宝提出比较切实的要求。例如，您不能期待3个半月的宝宝睡一整晚都不需要夜间喂奶。

然而，什么才是公平合理的，什么又是切实的呢？答案是根据宝宝的年龄、性格及生活环境而定。关于睡眠及其规律，Part4的不同年龄段示意图有助于您对宝宝的睡眠习惯产生合理的期望。

安全的定义

环境安全：宝宝知道自己的家在哪儿、在哪儿吃、在哪儿睡及在哪儿生活。

社交安全：宝宝知道他人对自己的要求并清楚自己可以期待得到什么。

抚养孩子需要全家人的努力

孩子的成长既取决于自身，也取决于其养育者。作为家长，您需要意识到您必须是这个"养育团队"的管理者。您还需谨记您的孩子不仅仅是一个被动的队员，他的反应和个性都影响着他人生的发展。在这个"团队"中，孩子有着与家长不同的身份。您的孩子还不够成熟，因而不会在乎您的感受，他也不会顾忌他与您之间的事情会对您产生什么影响。

举个例子，如果您决定在晚上不给1岁大的宝宝奶瓶，他将很可能哭着要奶瓶，并且还会哭个不停。作为父母，您可能会想："他会吵醒睡在隔壁房间的哥哥。""哦，不，邻居会抱怨的。""我担心这会使他感到不安。""可怜的小家伙，他肯定是饿极了，我最好给他一些吃的。""他会吵醒他的爸爸，他明天还得工作12小时呢。"或"我明天一定会感觉疲劳，我如何能在一晚上都没闭眼的情况下完成明天必须要做的事呢？为什么总是我起床去看他？他爸却还在打鼾，好像什么都没有发生似的，哎！"……

由此看来，停止在夜间给宝宝喂奶的简单行为，并不仅仅意味着父亲或母亲睡眠减少。它会引起一系列担忧和猜测——可能对宝宝和家人造成影响。

然而，宝宝只会想："我想要奶瓶，这究竟发生什么了？我有拥有奶瓶的权利，一直都是这样的。我现在就要奶瓶！"他不会想："天哪，这肯定会对妈妈造成了很大的困扰。""我想我吵醒了屋里的所有人。"或"在夜里喝半升奶对我不好，所以我现在就该停止。"如果您的宝宝比较坚定且固执，他可能不会那么容易就让步。

父母与孩子的相处与互动影响着孩子将来的性格

多种因素对父母和孩子都会造成相互影响。一个人的特征，如性格就是其中的一种因素。每个人确实不一样，有些人容易激动，有些人喜欢按部就班，还有些人喜欢自由生活。

您的总体健康状况，包括因长期没睡好而引起的疲劳，也会影响到您对待宝宝的态度。在航空旅行中，我们常会听到："请先戴上您的氧气罩，再帮助您的宝宝。"此话就说明了父母应首先照顾好自己，才能够更好地照顾孩子。例

人们认为，宝宝与家人的互动对他后来的性格发展有着
决定性的作用。

如，当您处于持续疲劳的状态，而宝宝这时在半夜醒来，您就会很快地给他提供
帮助，因为您不想彻底弄醒宝宝，不然他的再次入睡会更加困难。因此，您开始
做更多的事而超出了宝宝的实际需求。这可能意味着，您的宝宝在第2天晚上将
会想要更多、更快的服务，如此恶性循环下去。

父母长期睡不好可引起各种焦虑，可能开始担心以前不会担心的问题。此
外，其他诸如工作中的问题、家人生病、财政困难等都会影响您照看宝宝的情
绪、方式和态度。

孩子与其照顾者的互动会为他后来的性格发展奠定基础。虽然随着时间的
推移，您的宝宝不会想起婴儿时光，但您与他之间健康的互动会促进他的身心发
展。这种健康的互动指的是与宝宝交谈、融入他的生活、给他温暖，以及适当地
鼓励，并且能够在他想要安静时，尊重他的意愿。

是否让宝宝与父母睡在一起

您需考虑您对宝宝睡眠方式的预期是怎样的，以及这些预期是否切合实
际。毕竟，给宝宝不确定的信息是没有好处的。大多数宝宝——至少对于睡眠很
好的宝宝来说，尚可承受偶然的意外，譬如在某一个晚上难以入睡，或因饥饿比
平时醒来的次数多一些。但除了此种偶然的情况，当您想试着改变宝宝的睡眠习
惯时，您就需对宝宝应做什么和不应做什么表现得非常坚定，至少，让这份坚定
保持几周时间。具体情况视您的态度而定——比如，您不让宝宝睡在父母的床上
（见下一页）——您的宝宝需要很明确的信息，如您完全不让宝宝睡在你们的床
上，白天晚上都不行，即使换尿布也不能在你们的床上。

最好寻找一种简单有效的方法让宝宝学习他应该学到的东西。例如，如果
想停止在夜里给宝宝喂母乳，那么需要先停止在床上进行任何形式的喂养，因为
不这样彻底地改变的话，很难实现停止宝宝的夜间喂养。此外，最好让宝宝把在
卧室进食的习惯也彻底改掉，也就是您需把所有的哺乳时间换到卧室以外的其他
地方进行。总之，您需给宝宝极其明确简单的信息，而且您需试着理解宝宝如何

感觉他周围发生的一切。

是否睡在父母的床上

许多父母都问及宝宝睡在他们的床上好不好，希望睡眠顾问能对问题给予确定的答案。但这并非简单的问题，正确答案很可能是由父母决定的。不过，在做出选择之前，您需考虑一些安全因素。请记住，宝宝在父母的床上睡觉会增加出事故的危险，宝宝可能会意外地从床上掉下去。

要让宝宝习惯于睡在属于自己的小"巢"里，培养他这种意识是很重要的。因此，如果要让宝宝睡你们的床，那么您需要准备接受这样的事实——他会把你们的床当作他自己的。我们都需要一个固定的地方睡觉，因为它会带来平静感和安全感。做一个"夜游者"并不好——一会儿睡沙发，一会儿睡床上，一会儿睡这个房间，一会儿睡那个房间。睡眠问题的出现常与不固定的睡觉地点相关，但睡眠问题和宝宝睡父母的床之间并没有很大的关系。为什么很多父母让宝宝睡他们的床，最常见的原因是希望照看宝宝更方便。当他们疲于一次次地从床上起来照看孩子时，他们想到了这个办法。还有，父母选择让宝宝睡他们的床也是为了防止意外事故的发生，并且他们视其床为整个家庭成员所有。

对许多人来说，一家人都睡在一张床上显得很幸福。在起床前，孩子爬到您身上和您依偎一会儿是一件很惬意的事。有些宝宝会很喜欢这样，但不幸的是，这并非对所有的宝宝都奏效。

宝宝的性格决定着他们睡父母的床是否合适。一般而言，一起睡对于随和、平静、温顺的宝宝是最好的。

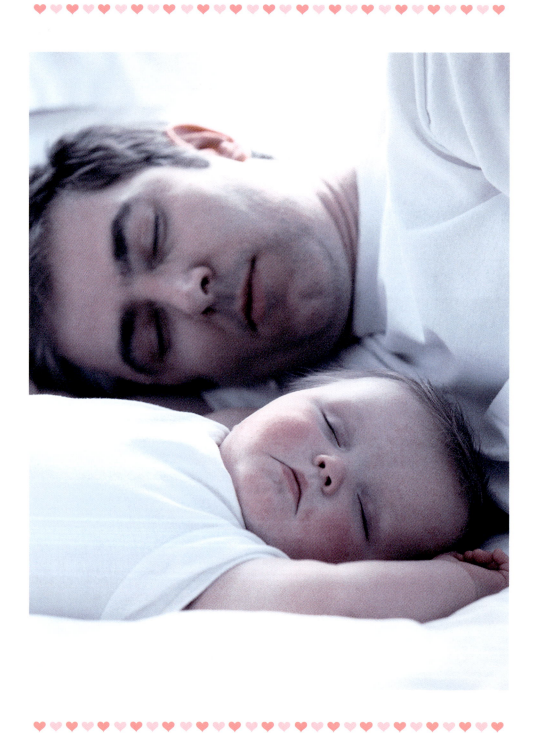

在白天很活跃、精力旺盛的宝宝，通常在睡觉时也好动（他们可能梦到了白天做的事）。他们几乎滚过了床上的每一寸地方，让和他一起睡的人不得安宁。同时，对于这样的宝宝，当睡在他旁边的人想把他抱起来放到合适的位置时他也会醒来。所以为了宝宝，也为了父母，活泼的宝宝一定要睡自己的小床。别担心他睡梦中特别好动，这种情况不会每晚都出现。通常，只有宝宝白天活动很多时才会出现。

同时，活泼好动的宝宝不喜欢在完全清醒的状态下被抱起。因此，父母可以在早晨把半睡状态的宝宝抱到自己的床上依偎着睡。对有些父母来说，这可能是一天中他们和孩子长时间身体接触的唯一机会。这种做法的问题是，有些任性的宝宝常常不满足于只能偶尔和父母同睡一张床。他们不理解很多事情都有一定的次数限制，他们想在早上越来越早地睡到父母的床上，最后就完全和父母睡在一起了。此种类型的许多宝宝，只有当他们稍大一些、稍成熟些时，才能理解和接受这种限制（即在特定的时候才能睡父母的床）。

请记住睡眠的目的是休息，您需将所有的事情安排妥当，这样您和宝宝才能睡好觉、休息好。

什么时候不和宝宝一起睡

如果父母双方或一方有以下情况，宝宝就不应该和大人一起睡

✗ 酗酒、服药或正在服用其他有催眠作用的药品。

✗ 生病了。

✗ 睡在很软的床上，如水床。

✗ 吸烟。即使在卧室外吸烟，烟草中的成分会残留在您的头发或皮肤上，有害于与您接触的宝宝。

宝宝什么时候该在自己的房间睡觉

许多父母想知道什么时候让宝宝睡在他自己的房间最好。这要视具体情况而定。

许多专家认为，新生儿（4个月以内）晚上应在父母的房间度过，因为新生儿时期是婴儿猝死（见第76页）最常见的时期。研究表明，宝宝在出生后第1周睡在父母旁边，其心跳和呼吸更平稳。

5～8个月大，是宝宝搬到自己房间的适宜时机。这个年龄段的宝宝，已经不再需要夜间进食，同时他也不懂得担心您走出房间后去了哪儿。而当宝宝接近9个月大时，从他们的行为可以看出他们开始想知道父母离开房间后去了哪儿。

如果您的宝宝活跃而又有好奇心，那么最好在他学会站立之前把他放到自己的房间。如果这时候他还睡在您的房间里，当他在半醒时站起来看见您在床上，他将变得更清醒，更加难以再次入睡。

我建议让容易受打扰和半夜容易醒来的宝宝尽早和您分房睡。

何种情况下分房睡

此时，您的宝宝应开始在自己的房间睡

✓ 稍有声音，宝宝就会醒来。

✓ 您进房间睡觉时，往往会吵醒他。

✓ 他在不需要您的时候看见您就会烦。

✓ 宝宝稍动一下，您或您的爱人就会醒，并在宝宝不需要的情况下开始照顾他。

宝宝们通常不会抱怨独自待在他们自己的房间，但有些八九个月大的宝宝如果看不见父母，就开始担心父母已经永远离开了他们（这通常被称为"分离焦虑症"，见第117页）。您可以选择在宝宝16～18个月大时，把他搬到他自己的房间里睡。因为在这个阶段，宝宝的"分离焦虑症"会慢慢缓解。然而，有些孩子受此焦虑症的影响更长久——会持续到两三岁。像这样不喜欢独自睡的孩子，我通常建议让他们和自己的兄弟姐妹睡在一块（如果有的话）。

并且，该年龄段的宝宝已不会因能站起来或走路而兴奋了，因此，晚上他们在这方面的练习会比之前少，从而睡得更安静。处于新技能练习阶段，如练习站立或走路等，宝宝在睡觉时往往更好动，这很可能因为白天的练习影响了大脑的思维活动，不过对于这点我们并不确定。

父母的教子分歧如何解决

虽然在前面的内容中我已经向您说明了选择一种特定的睡眠安排很重要，但您和您的爱人很有可能存在分歧。这并不奇怪，因为通常我们会选择适合我们自己的教养方法，譬如那些我们从自己童年中学会的方法、得到的教训和悟出的道理。我建议，您和您的爱人选择一个安静的时刻——如周末的早晨——坐下来讨论这些问题十分重要，而不应在宝宝半夜醒来时才争论该怎么办。

讨论时，父母要试着先满足宝宝的需要，因为他可能有着和你们完全不同的需求。做到这些对有些父母来说可能比较困难。毕竟站在别人的立场考虑（无论是宝宝的还是爱人的）不总是那么容易的。非常温和的父母也有可能有一个从一开始就拒绝任何限制、不喜欢父母严格要求的急躁型宝宝；而那种喜欢对什么事情都订立规则的父母，也有可能孕育出一个喜欢温和教养方式的宝宝。如果孩子与父母有着相似的需求和喜好，做到满足宝宝的需求自然是最简单不过了，然而对于亲子之间需求和喜好不一样的家庭，其成员因有着很强且不同的性格特点，从对方的角度考虑问题，着实是一个不小的挑战。

单亲父母

在本书中，我经常建议在宝宝刚出生的夜晚，父母轮换着照看孩子，教给孩子新的、好的睡眠习惯。可是，每个家庭的情况会有所不同，比如，单亲家庭或父母无法轮换照顾孩子的家庭（例如，父母一方在离家很远的地方工作或上夜班）应该怎么办呢？

一般来说，改善孩子的睡眠习惯时，在前几个晚上能够由主要照顾者（通常是母亲）之外的其他人照看孩子，对改变孩子原来的习惯会有所帮助。虽然这并不是必须的，但这可以更容易地改变孩子的旧习惯。

一些实用的建议

作为决心改变宝宝睡眠习惯的单亲父母，下述的建议都可能对您有帮助。但您应该做好准备：对您而言，改变宝宝的睡眠习惯会比那些可以一起承担责任的父母更艰难。

先调整一下自己

如果可以的话，我建议您在开始改变宝宝睡眠旧习惯前，先让宝宝在亲戚或挚友家睡一晚。自己则趁这个时间休息调整，做些让您感觉高兴的事。但是，千万别去做家务。

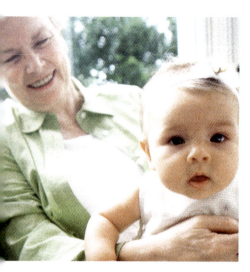

与有同情心的人交谈

您可以去寻求一些朋友的帮助，即使他们不能到您身边帮助您。通过交谈，他们或许能给您一些安慰。别和那些您明知不会对您有帮助的人交流。

在白天寻求帮助

虽然您的朋友或家人可能无法在晚上帮助您，但也许他们能在白天提供帮助。如果有人愿意在早上照看宝宝，让您在早上安静一会儿（或者多睡会儿），那么夜晚照看宝宝时您就会觉得轻松得多。

让其他家务简单一些

在开始照顾宝宝之前，尽可能多地完成一些家务和杂事，以便在接下来的几天内不用为这些事操心。例如，准备做简单而快捷的晚饭。

通过改变环境来改变宝宝的习惯

当您试着解决宝宝的睡眠问题时，改变一下他所处的环境通常会很有帮助。虽然您不能改变由谁把宝宝抱到床上和谁在晚上照看他，但您可以改变一下其他事物。例如，您可以移动一下宝宝的床——无论是在同一个房间移动，还是把宝宝的床搬到另一个房间，或搬到另一个人的家中（热心的朋友可能会借您一个房间）睡几天。

有时候改变您和宝宝上床睡觉前20分钟常做的事情也会有帮助的。通过这种改变，能帮助宝宝认识新环境中的新事物。很多家长或宝宝会发现通过这种方法让宝宝接受新事物更容易。因此，你们都需学习一些新的做法，做出改变。例如，您的宝宝每次在晚上哭醒时，您总会非常迅速地给他一瓶奶，以便你们俩都能很快再次入睡，此种行为就需要改变。如果您不能改变宝宝的行为（因为他还不懂事），您只能改变自己的行为。此外，通过调节宝宝睡觉的节律和时间（见Part4），也有益于解决睡眠问题。

减少干扰和混淆

您和孩子睡在同一房间，容易吵醒他，即便您很安静，不发出任何声音，但您的存在本身就是一种干扰。

如果您的宝宝仍在吃母乳，那么您喂奶的姿势应尽可能与晚上抱他上床或抱他入睡时的姿势不同。在您没给他喂奶的时候抱他，应让他的脸背对您或靠着您的肩膀，以免宝宝把吃奶和入睡混为一谈。

让您和宝宝的心情愉快些

当您在攻克宝宝的睡眠难题时，要尽可能让你们的情绪愉快些，使您和宝宝在一起的时光尽可能美好。相比室内，宝宝待在室外会更开心，所以尽量在户外多待一会儿。请注意，我所指的不是出去购物，而是做与宝宝的年龄、性格和能力相符的事，例如和宝宝出去玩、探知世界。

与宝宝的交流

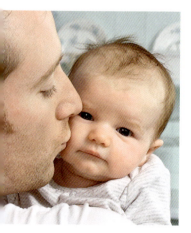

　　与宝宝交流，语言是远远不够的，因为宝宝对有声语言的理解是非常有限的，真正吸引宝宝注意力的是您的各种行为。1岁左右时，您的宝宝也许能理解单个词，但不能理解句子。之后很快，他便开始理解两个连在一起的词。当然，随着宝宝慢慢长大，他会学会更多的词。但是，即便宝宝能够掌握并理解单个词时，他仍然会通过人们的表达方式来猜测人们所说的大部分词的意思。宝宝更注重语调和声音的细微差别，而不是词义本身。

　　多数时候，宝宝是通过肢体语言学习的。肢体语言是宝宝理解别人和表达自己的重要方式。他们很自然地就会运用眼神交流。也许在宝宝出生后不久，您就可以通过眼神与他进行交流。这会帮助宝宝关注并增强自我意识，教他学会倾听。观察宝宝如何运用眼神交流常常是很有趣的一件事。例如，如果家长告诉1岁的孩子不要做某些事时，他可能会往别处看，甚至是闭上眼睛。实际上，他是在说："我没有在听您说话，或如果我看不见您，我也就听不到您的话了。"

　　与宝宝交流时，幽默滑稽一些会更好。您需观察并记住他是怎么理解您的语言和行为的。

　　宝宝对他人的意图是非常敏感的，尤其是年幼的宝宝。他们甚至能感觉到您的心情状态。例如，大多数父母根据经验得知，如果他们试图让宝宝迅速入睡，宝宝往往会感到不妙，反而会比平常花更长的时间才能入睡。这种敏感性会对宝宝与父母的交流有很大影响，这也是您需要在照顾宝宝时注意自己身心健康的主要原因之一。如果您感到很累或心情不好，就会影响您的宝宝和他的健康。

怎样和宝宝"说话"

肢体语言对年龄较小的宝宝（不到1岁）很重要。因此：

如果您想表达

我很爱你。

哇，你能做到真让我感到惊讶！

我是你的朋友。

您应该这么做

亲切地看着他的眼睛并抚摸他的头。

在呼吸中都透露出惊讶，以表现出您是多么的惊喜，伸开您的双臂，手掌向上，以展示您的惊讶。

向他伸出手，掌心向上。如果宝宝比较胆小或腼腆，从侧面接近他，不要直接看他的眼睛，这样他就不会害怕。或者，从翻开的双手间看他。

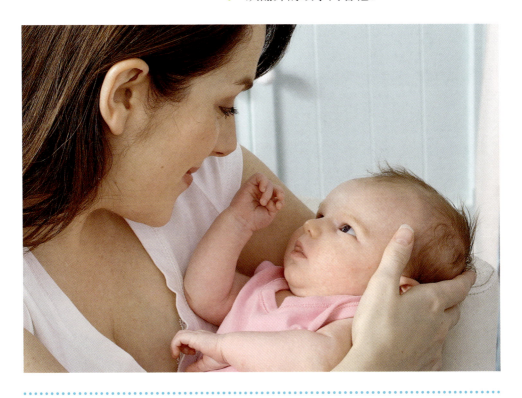

Part 2
宝宝的睡眠世界

关于睡眠，尚存许多我们不知道的秘密，如梦境。但是，近年来，人们对睡眠的认识取得了进步。父母了解一些目前已知的睡眠知识对照看宝宝时会很有帮助。

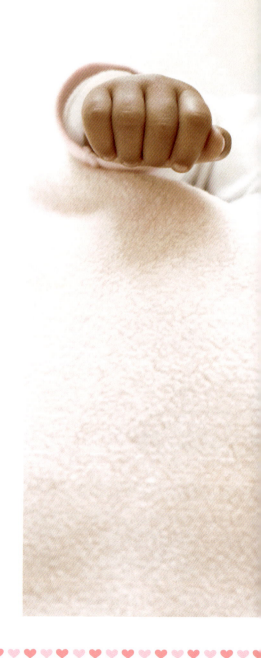

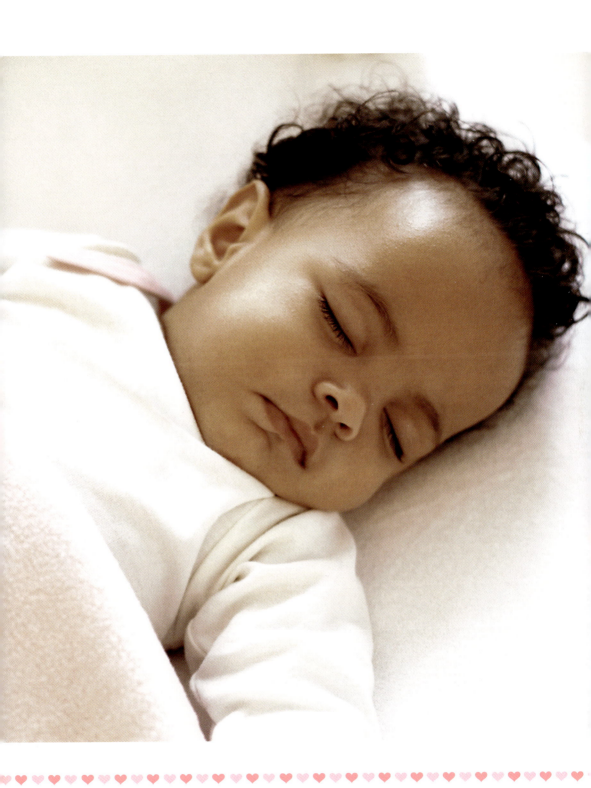

睡眠的两个不同阶段

不论是成年人还是婴儿，睡眠都可分为两个阶段——快速眼动睡眠和非快速眼动睡眠。

快速眼动睡眠

这种睡眠，顾名思义，可通过"眼球的快速运动"来识别。此阶段，眼球在闭合的眼睑下不停地转动。快速眼动睡眠是我们做梦的阶段，脑电图（EEGS）显示，在快速眼动睡眠时，虽然我们身体在休息，大脑却像醒着时一样活跃。虽然在此阶段，我们可以观察到偶然的身体抽动或运动，但多数时候，身体是不能动的，就好像瘫痪了一样。这样的生理反应也是有原因的。如果我们的身体没有受到束缚，那么受梦境的影响时，我们就会频繁地活动并有可能伤害自己。

研究人员认为，在快速眼动睡眠阶段，我们的大脑会回顾并加工前一天的经验教训。因此，宝宝由于很多事情都是初次经历，其快速眼动睡眠所占的时间比成年人要多。新生儿快速眼动睡眠的时间占总睡眠时间的50%，早产儿占的时间则更长。相比之下，成年人的快速眼动睡眠只占约20%。

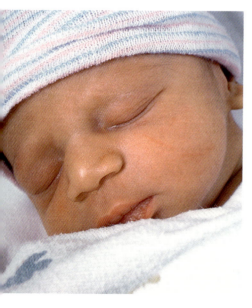

非快速眼动睡眠

根据睡眠的深度，非快速眼动睡眠分为4个不同的期：第一期最浅，第四期最深。随着睡眠越来越深，大脑活动逐渐减少，直至变得非常缓慢和平静。同时，您的身体也在放松（因为身体的运动和思想活动状态有关），在这个睡眠阶段，您的身体不会像在快速眼动睡眠时一样处于半瘫痪状态。

在深度非快速眼动睡眠时，宝宝身体的活动比快速眼动睡眠时多。大多数活跃的宝宝在此期间运动相当多，但他们的运动通常较慢，且一般没有目的性。

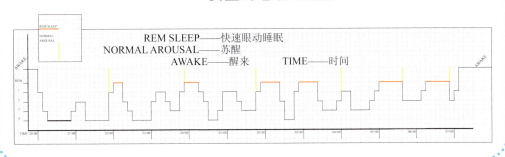

典型的睡眠周期图

REM SLEEP——快速眼动睡眠
NORMAL AROUSAL——苏醒
AWAKE——醒来　　TIME——时间

睡眠周期

宝宝睡觉时，他会同成年人一样经历不同的睡眠阶段。从宝宝晚上睡着到早上醒来，睡眠的不同阶段不停地循环。例如，从浅睡眠到深度睡眠，然后又返回浅睡眠，这就是睡眠周期。睡眠周期并非一成不变。在前半夜，成年人会花更长时间在深度睡眠（非快速眼动睡眠的第4期），而后半夜我们则会在快速眼动睡眠上花更长时间。

随着宝宝渐渐长大，各个睡眠周期的时长会增加。在出生后的第1年，各个周期持续约40～60分钟。到3岁时，该时长会增至90分钟，该水平将一直保持至成年人阶段。

众所周知，宝宝在生命的第一个月，很快就会跳过第一、第二期，然后进入深度睡眠。这意味着如果让宝宝们躺下，或把他们从一个地方移到另一个地方时，他们不会轻易醒来。

随着年龄增长，大多数宝宝各个睡眠阶段的时长也在变化。慢慢地，宝宝们开始需要10～20分钟才能进入深度睡眠。所以这时，父母通常说他们的宝宝变得更敏感了，想把在怀中或手臂上睡着的宝宝放下变得更难了。

从一开始就了解宝宝的这种转变最好不过了，让您的宝宝习惯于醒着时被放在小床上，自己入睡，而不是被抱着入睡。

该新生儿夜晚睡眠资料显示，宝宝的睡眠呈周期性。他最开始进入的是深度睡眠，随后他将在非快速眼动睡眠的4个期，以及快速眼动睡眠阶段（即做梦的阶段，红线标记）之间转换。黄色的"尖峰"则表示宝宝处于较为清醒的阶段

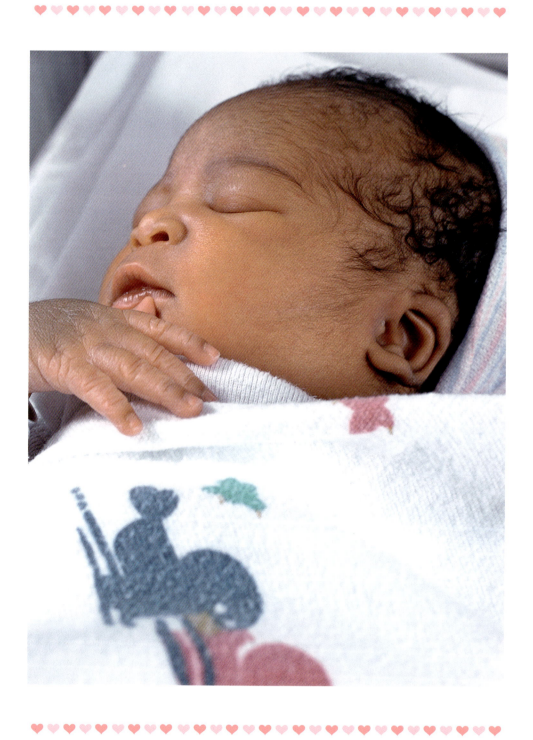

宝宝睡眠好习惯

夜醒

在浅睡眠阶段（快速眼动睡眠和非快速眼动睡眠的第1期、第2期），您的宝宝会时不时地醒来。在整个晚上的每个睡眠周期都可能发生这种情况。这是睡眠的自然状态。宝宝轻轻地醒来，动一下，可能睁开眼睛，望一下，然后，按理想状态，他会闭上眼睛，再次入睡。通常，您不会意识到这个过程，以为宝宝是在熟睡，这样是最好的，尤其是当他在晚上较早的时候醒来时。其实，这是因为宝宝入睡时间较短，自己彻底醒来的可能性很小，所以您往往不会注意到宝宝这些短暂的不眠状态。但有些宝宝这种短暂苏醒的动静可能较大：可能会哭、笑、说话、爬来爬去，练习每样他会做的事，但他仍然很瞌睡，不是很清醒。因而，您不要迅速去打扰这种睡眠的自然状态。相反，您应该给宝宝时间，让他自己再次入睡。

夜醒

右边这些因素增加了宝宝在夜间苏醒后一直不睡的可能性

✗ 晚上他不能自己入睡。

✗ 他醒来后所处的地方与他入睡时不同（例如，他在客厅睡着，而醒来时在卧室）。

✗ 他（由于疾病或其他一些原因）感到不舒服。

✗ 他已进入新的发育阶段（尤其是在运动能力的发育期），可能在浅睡眠期间练习身体的某些技能。

✗ 宝宝感觉到了父（母）亲状态不佳。

✗ 父亲或母亲睡觉非常浅，宝宝的轻微吵闹就会把他（她）吵醒，然后迅速走近宝宝。

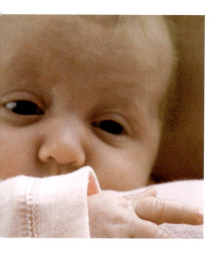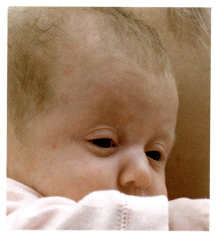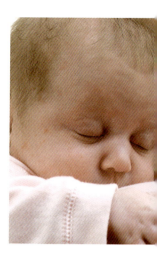

❤❤❤❤❤❤❤❤❤❤❤❤❤❤❤❤❤❤❤❤❤❤

　　但并不是所有的宝宝在晚上醒来后都能够再次入睡。相对于翻个身然后再次入睡的宝宝而言，有些小家伙更警觉，特别清醒，会哭着让父母哄他再次入睡。这是宝宝经历的常见的睡眠障碍之一。更常见的是，宝宝在夜里比较早的时候能够再次入睡，但夜越深，他会越来越难以再次入睡。这种状况在临近早晨时发生就更难再次入睡，因为宝宝此时更多的时间都处于浅睡眠。因此，当您的宝宝在前半夜醒来时，您可以稍微等一会儿再去关照，因为此时宝宝更有可能自己再次入睡，然而如果宝宝是在后半夜醒来，您就应该非常迅速地起来帮他入睡，要不然宝宝很可能会彻底醒来，想要开始新的一天。

　　在夜晚入睡时需要父母帮助的宝宝，当他们在夜间苏醒后，更有可能一直醒着。通常父母给予什么关照无关紧要——宝宝有可能在自己床上吃一瓶奶后或被妈妈抱着喂一会儿奶后就会睡着——但还有一些方法也会起作用，例如，父（母）亲坐在宝宝身旁，抚摸宝宝的头发，哼着曲子，直到宝宝完全睡着，也会奏效。宝宝越大，越倾向于在夜间醒来时需要父母像以前那样哄着他入睡，不过在这方面，每个宝宝都有所不同。有些想在晚上被哄着入睡的宝宝，从不在夜间要求父母帮他。

　　记住这点对于您理解"特定年龄段的睡眠图"（见Part4）会有帮助。您也会了解到，宝宝在晚上苏醒是正常的，一般不会导致他彻底清醒。

当宝宝在前半夜醒来时，您应该多等一会儿再行动……但后半夜，在
宝宝醒后应尽快采取行动……

生长发育对睡眠的影响

宝宝的成长、发育常常取决于他如何接受、处理信息和外界的刺激，但宝宝在不同方面的发育速度会有所不同。宝宝会在一个方面发育得快一些，而在另一个方面慢一些，例如认知能力的发育与肢体能力的发育并不总能保持同步。

运动能力的发育

任何运动技能的学习，像翻身、站立或走路，都可能扰乱宝宝的睡眠。您的宝宝可能会开始在晚上醒来，并不想再次入睡。刚开始学习站立的宝宝是很快乐、激动的，只要一有机会就可能会练习这项新技能——甚至是在半夜处于浅睡眠时也会努力练习。理想状态下，对于宝宝的此类举动，您应该重视培养他独立解决问题的能力，例如，如果您的宝宝总是夜里站起来，您就应该借此机会让他学习自己躺下。

在宝宝的生长发育阶段，评估与睡眠有关的意外风险也很重要。您应该清楚，如果让宝宝单独睡，他会不会从父母的床上掉下去或爬出、翻越自己的床。

认知能力的发育

无论多晚，您的宝宝一定会慢慢意识到他自己的行为也会影响他周围的世界和他周围的人，并开始探知如何影响。他会发现，他的一些行为（如哭叫或咳嗽）发生后，会有什么事发生，例如妈妈或爸爸会过来。这种预见性的产生也会影响宝宝的睡觉习惯。例如，他可能会发现"无论何时，爸爸和我一起坐在椅子上唱这首歌时，稍后我就得上床睡觉了"。当您把宝宝放在床上时，如果他哭，您可能担心他不想一个人睡。实际上，他很可能不是害怕一个人睡，而是不想睡觉；由于他很想继续醒着玩耍，因此他就会抱怨您把他抱到床上了。

当宝宝到了4～8个月大时，会开始表现出怕生，此概念通常易与"分离焦虑症"（见第34页和第117页）混淆，其实它们是不同的现象。在这个阶段，宝宝的眼界在扩大，并且他更加明确自己喜欢还是不喜欢哪些人或哪些行为。例如，宝宝常常会害怕长相奇特的人，如大胡子男人。如果抱自己的是其他人而

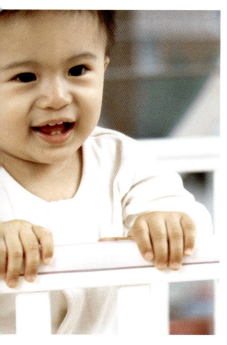

不是父母，宝宝常常会大哭并表现出害怕。这个问题可能不会打扰宝宝的实际睡眠，但这意味着，宝宝开始考虑晚上想让爸爸还是妈妈抱他躺下睡觉或给他喂奶。如果您的宝宝开始区别对待您和您爱人，最好不要顺从他，因为这会使他养成不好的习惯——在白天，他会用同样的方法选择让您还是您的爱人喂他或给他穿衣服。

分离焦虑症

随着宝宝慢慢长大，有些宝宝在离开妈妈或别的亲人时开始感到不安或害怕。原因是宝宝还不明白看不见的事物还会继续存在。假设他看不见妈妈了，宝宝可能不清楚妈妈仍然是存在，还是永远消失了。这种情况就是分离焦虑症，通常会在几个月内消失。宝宝是否出现以及何时出现分离焦虑症有很大不同，大多数9～15个月大的宝宝常常会有分离焦虑症。一些专家认为，分离焦虑症主要是由睡眠问题引起的，而这种症状的出现引起了更多的问题。有时，宝宝只是在设法控制他所处的环境状况。

如果您想让宝宝习惯于在卧室独自入睡，或者在他自己的房间睡，您就要考虑分离焦虑症。记住分离焦虑症不仅会由妈妈或爸爸引起，还可能由与宝宝接触的所有人引起。然而，问题也有可能出在别的地方：您的宝宝可能只是反对他自己入睡，因为他不想一个人独处。

有一个方法能够很容易测试宝宝是否正在经历分离焦虑症，但最好由别人而不是由妈妈来测试，因为宝宝可能会哭着喊妈妈但不是由于分离焦虑症的影响。此外，最好在白天的早些时候测试，因为此时您的宝宝比较警觉。

可以当宝宝在房间玩耍时开始测试。此时照顾者离开房间，要保证宝宝注意到他的离开（挥手告别或说"再见"）。这时，有分离焦虑症的宝宝就会立刻开始大声吵闹，或者会跟着照顾者，为了始终能看见照顾者。

如果您的宝宝表现出分离焦虑症，您可能就要相应地调整您帮助宝宝入睡的做法。如果把宝宝单独放到床上，他会突然开始强烈抗议，即使几个月前他就

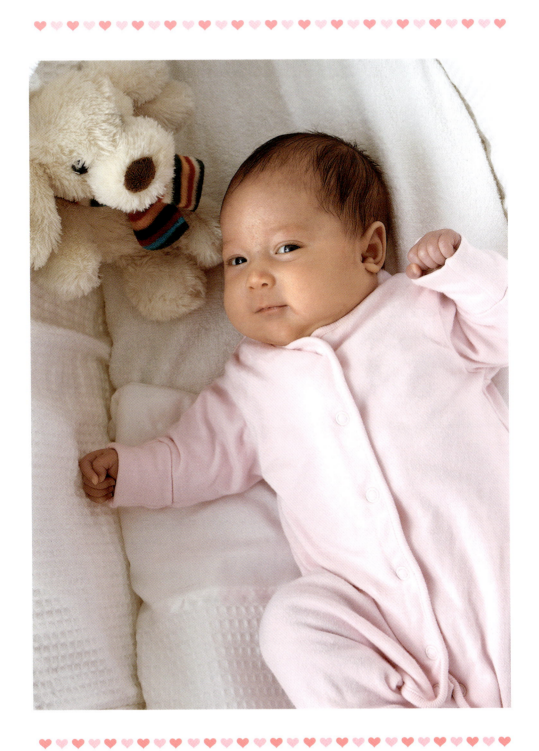

已经习惯独自在床上睡，您也最好在他入睡时坐在他旁边，或者是房间的门边。但不要和他离得太近，因为您可能会忍不住做一些非必要的事，诸如抚摸他。我们都很想让宝宝快点儿睡着，您可能喜欢抚摸宝宝，或采用其他方式。但是，这些动作反而会影响宝宝入睡。如果您的宝宝有分离焦虑症，请坚持与他待在同一个屋子——但您只需要静静地坐着就行了。

自我意识的形成

在子宫中待了9个月后，宝宝需要时间去认识自己是独立的个体。起初，他把自己和母亲看作一个整体。慢慢地，他会意识到他和母亲是两个不同的个体。通常在1个月大时，宝宝能够通过目睹和经历除母亲以外的人照顾他不知不觉地明白这点。让宝宝自己明白是最好的。有时，妈妈出去一会儿，对宝宝来说并无影响。

有些宝宝克服分离焦虑症比较困难，而且年龄越大越困难。这对只与妈妈相处的宝宝来说特别明显。与妈妈分离被认为是形成宝宝自我意识和独立意识的先决条件。有分离焦虑症的宝宝需要母亲一直陪伴，这种情况使母亲和宝宝都有负担，进而影响宝宝的健康。这种相互影响的主要特征是：宝宝希望自己和母亲的生活紧密地交织在一起，他们的关系开始变得压力重重。宝宝的睡眠可能被打扰，因为他会反复醒来去察看妈妈是否在他旁边。

在分析睡眠问题时，您应尝试"和妈妈分离"的方法——不仅要考虑安排谁代替您照看宝宝，还要考虑如何照看。让不同的人对宝宝进行日常照顾是很有必要的。其中，父亲在这一过程中的角色非常重要。如果他不常在（或根本不在）宝宝身旁，您就要让您信任的人来帮忙。例如，可以时不时地让孩子的爷爷来照顾他的小睡，抱抱他，或让他姑姑（婶婶）喂他，和他一起玩，或偶尔让保姆照看他几小时。

如果您的宝宝不太适应这种状况，那么就循序渐进地开始，前几次先让宝宝和他的"候选照顾者"好好玩耍，以建立情感基础。这样做时，您可待在宝宝的视线中——至少在开始时需要这样。下一步，则要其他照顾者接管您的宝宝，之后给他喂奶，最终接管抱他上床的任务。这种方法给了宝宝时间去习惯他人而不仅是母亲的照顾。

让宝宝和妈妈分开不仅对您的宝宝是一个难题，对您来说也是一个难题。

由于种种原因，您可能发现您对宝宝的影响难以淡化，或难以给宝宝必要的时间和空间去形成他的自我独立意识。如果分离过程比较困难，而且宝宝大哭不止，您可能对"更换照顾者"行动失去信心。如果是这样，亲朋好友或专家的支持对您来说将会非常宝贵，他们能帮您渡过难关。

怕黑

父母常常担心宝宝害怕黑暗，尤其是那些自己曾经害怕过黑暗，并记得在黑暗中是多么艰难的父母们。当宝宝仅三四个月大时，一些父母就开始担心这个问题，但宝宝的认知还不足以达到害怕黑暗的程度。

1岁的宝宝可能会开始害怕黑暗，而这么大的宝宝也会出现"分离焦虑症"（见第34页、第117页），而这两种感觉是完全不同的：有分离焦虑症的宝宝无论灯亮着还是关着都害怕独自一人。

仅有几个月大的宝宝，关灯后会开始哭，这是由于他把黑暗和必须上床睡觉联系了起来。如果他不乐意上床睡觉，就可能开始哭，不过这会因宝宝而异。当您发现您的宝宝在上床睡觉时，如果光线不是特别暗，他就很平静，您就可以在他睡觉时留一些暗光。然而，要始终记住，当晚上宝宝醒来时，他想看到周围的情况与他入睡时一样。所以，最好不要关掉他睡着时开着的灯，让灯亮一夜，但要尽量使房间光线暗淡。

真正的怕黑需要宝宝有了一定的成熟度和经历，这在他们两岁之前，可能根本不会发生。

喂养也会影响睡眠

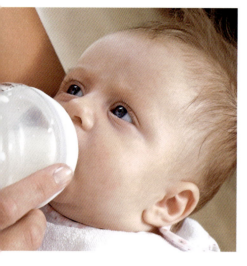

食物与睡眠似乎是宝宝生命中最重要的两个因素。饮食的时间选择和规律常常影响到宝宝睡眠。例如，在晚上按时喂正在睡觉的宝宝时，他会被动醒来。此外，许多研究表明，1岁前，吃母乳的宝宝比吃奶粉的宝宝在晚上醒来的次数多一些。可以说，这项调查结果并未受到好评，因为它威胁到母乳喂养，使其吸引力减弱。毕竟，母乳是为宝宝设计的天然食物，如果可能的话，在宝宝的前6个月都应给他们喂母乳。但在晚上，您可以像训练吃奶粉的宝宝一样训练吃母乳的宝宝，形成好的睡眠和吃奶的习惯。

许多父母抱怨他们得到了相互矛盾的建议，包括喂母乳和睡眠习惯的建议，但为了选择最有效的方式，您需综合评估一下哪些建议对您和宝宝最好。

夜间喂奶

吃母乳的宝宝比吃奶粉的宝宝所需的夜间进食次数更多。母乳喂养的宝宝在晚上更常醒来的原因与母乳的营养无关，而是由于母乳喂养的规律和习惯造成的。很可能是母亲自己的担忧造成了吃母乳宝宝夜间进食的次数更多。

研究表明，夜间喂奶是导致宝宝在夜间频繁醒来的最主要因素。随着宝宝渐渐长大，这种夜间喂养与夜间醒来的关联变得越来越明显。约4个月大时，宝宝常常开始在夜间更加频繁地醒来，要求多喂他。六七个月大时，这种趋势变得更明显。这些夜间醒来想吃东西的宝宝开始探知他们能把事情推进多少，因为他们可能会想"妈妈多久会喂我一次"或"哦，如果我能被多喂一次，我就可能被多喂3次吗？为什么不试试呢"。

对于大多数超过六七个月大的宝宝，夜间进食可能只是一种习惯。他们习惯于如果醒来就会被哄着再次入睡的方式。这种哄的方式常常是喂奶，因为对大

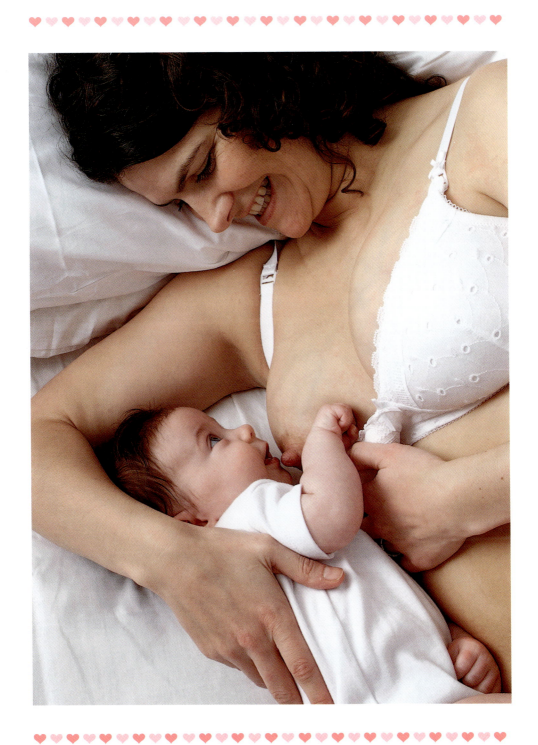

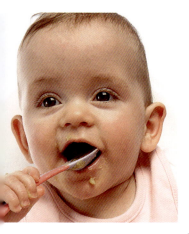

宝宝的睡眠节律与喂养计划常常有着密切的联系。

多数疲劳的父母来说，那是让宝宝再次入睡的最快捷的方式（但这却是一种造成宝宝在夜间不断醒来的行为）。然而，他们必须意识到，在晚上吃着奶睡着的宝宝如果在夜间醒来，会更有可能要求吃奶。宝宝们想要与入睡时一样的待遇，这是很常见的。当然，对于那些在吃奶时睡着而在整个晚上都睡得很好的宝宝，父母则没有必要全力阻止其在吃奶时睡着。但您应该知道，如果有一些因素如疾病干扰了宝宝正常的睡眠节律，那些抱着奶瓶睡着的宝宝就很可能在夜间醒来并要求喂他。总之，在吃奶时睡着是一种不好的习惯，但这种行为并不一定会导致问题，尤其对于健康、安静和天生温顺的宝宝更是无关紧要。您还要考虑宝宝在长牙阶段牙齿的健康。有专家建议，为了牙齿健康，避免让宝宝睡着时嘴里含着奶。

睡眠节律和喂养计划是密不可分的。有的宝宝想吃而又吃得较少，想睡但每次又睡得较短，这样的宝宝睡眠和饮食也常常不规律。努力让宝宝的饮食有规律常常对他的睡眠节律有着积极的作用。

睡前的固体食物

宝宝在睡前既不应饿着，也不应太饱。如果您的宝宝已经开始一天吃1次固体食物，就应在晚上睡觉前一两个小时喂他这些食物；当您为宝宝增加到一天两次固体食物时，增加的这一餐应该安排在中午；然后，一天3次时，应在下午加餐。当宝宝增加到一天吃4次固体食物时，进餐时间就应安排在早上、中午、晚餐时，以及入睡前（少量零食）为宜。

晚餐应多吃一些，早一点儿吃，如在下午6点左右，一两个小时后要吃一点儿零食以准备入睡。大餐使宝宝能量充足，精神活跃，因此，在安顿宝宝睡觉前，让宝宝把晚餐中获得的能量通过玩耍释放出去是一个不错的选择。至于小吃，在睡前，宝宝应该吃一些清淡温和的食物。然后，他将在晚上感到很舒服，睡得很好，在夜间会更自信地对食物和奶说"不需要"。

晚间的小吃应包括天然的碳水化合物，像谷物、奶制品或水果。对宝宝来说（约满6个月时），温麦片粥是很好的选择。1岁的宝宝可以选择无糖的谷物配牛奶：一片面包、一杯奶，或是纯水果酸奶或无糖水果酸奶。

别给宝宝吃坚硬的食物或甜食，如含糖谷物食品、浓牛奶、甜饼干或蛋糕。利用宝宝的小吃时间让他待在婴儿餐桌上；父母则可以干些别的事，或利用这个机会和家人聊聊天。

6～12个月大时，让您的宝宝逐渐并最终纠正睡眠和食物之间的不良规律是十分重要的。我们的目标是阻止他在进食时睡着。从一开始就应这样做，照看宝宝时别让他形成在进食的时候入睡的不良习惯，这也可以防止宝宝产生一种错误观念，那就是吃东西是入睡的唯一途径。

睡前喝的粥

有些麦片粥不需煮，只需简单地加一些水或牛奶就可以自制宝宝喝的粥。多种谷物都能制成粥。

100克燕麦片加300毫升水（您可适当加量或减量，但通常我们都是遵照这个比例），煮沸后持续搅拌3分钟。

为年龄较小的宝宝做粥时，用搅拌器搅动燕麦片能使燕麦粥更细腻可口。

如果喜欢的话，您还可以加一些果泥使燕麦粥变甜，但不要加糖或盐。

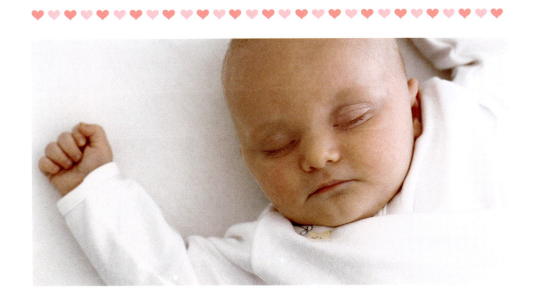

培养良好的睡眠习惯

宝宝经历的重要成长步骤之一，就是形成有规律的日常睡眠和苏醒节律，即生物钟节律。不同个体似乎都以不同的方式形成日常生活节律。一些宝宝无意中养成了晚上多睡、白天多醒的习惯。而另一些宝宝的父母则要费尽心思让他们区分白天和夜晚。

父母倾向于根据宝宝不在夜里把他们吵醒，来判断宝宝不再夜醒。但有一项用录像记录宝宝整夜情况的研究表明，1岁左右时，绝大多数宝宝会在夜间醒来，至少有那么一小会（见第31页）。但并非所有宝宝夜醒后都会吵醒父母或需要父母哄他们再次入睡。懂得这点非常重要——宝宝夜醒后再次入睡的能力通常取决于他们在晚上自己入睡的能力，就是宝宝能否在没有帮助的情况下睡着。

有些已经能睡一整晚的宝宝（不到1岁）有时会失去正常的睡眠节律，开始在晚上更频繁地醒来，难以再次恢复正常的节律。

宝宝的睡眠时长

您应该知道在睡眠时长方面，宝宝的平均值是多少。下一页的表格中有不同年龄段的宝宝白天和夜晚的平均睡眠时长。这些数据出自我自己的研究，也与其他学者关于睡眠时长及睡眠时间分布的研究结果一致。

这些数据都是基于很多宝宝的平均值。例如，年龄最大的一组宝宝基本停止了白天的睡眠，他们的日间平均睡眠时长只有6分钟。随着孩子慢慢长大，一天24小时的平均总睡眠时长在减少，主要减少于日间睡眠。从6个月大到停止日间小睡这段时期，宝宝的夜间睡眠时长几乎保持稳定。之后，平均夜间睡眠时长才会有所增加。

年龄	夜间睡眠	日间睡眠	合计睡眠	正常睡眠时长范围
6～8个月	10小时54分	3小时42分	14小时36分	13.5～16小时
9～14个月	10小时48分	2小时54分	13小时42分	12.5～15.5小时
15～23个月	11小时	1小时48分	12小时48分	11.5～15.5小时
24～48个月	11小时30分	6分钟	11小时36分	10.5～13小时

睡眠时机的选择

父母常常担心他们的宝宝睡眠不足。但通常我们更应该关注的是宝宝何时睡，而不是睡多久。睡眠时机的选择会影响宝宝的睡眠质量。那些在错误的时间内小睡而在夜里醒来的宝宝，通过调整小睡的时间，就可以使他们晚上睡得更好。小睡时间不合适的主要表现为，宝宝晚上入睡前醒着的时间过长或过短。学龄期孩子的父母很清楚不应让孩子在下午晚些时候睡觉，因为晚上他将睡不好。这也适用于大多数宝宝，小睡的时间不要太晚。总之，宝宝第一次小睡前和晚上入睡前醒着的时间长度非常重要。如果您的宝宝的睡眠节律与本书建议的范围不一样，只要晚上睡得好，那么您就不必改变他的睡眠节律。

本书第44页针对不同年龄段宝宝的小睡与晚上入睡前的清醒时长给出了合理的建议，是用小时、分钟表示的。Part4就此问题做了更详细的讨论。

您还应观察宝宝小睡的次数：4～6个月大的宝宝，小睡将从 3 次减为 2 次。10～15个月大的宝宝小睡将从 2 次减为 1 次。然而不同宝宝何时停止白天小睡有很大差异。实际上，这可能发生在18个月到 5 岁的任何年龄段。但能够继续在中午有一段安静时间是个不错的主意，即便对于已停止小睡的孩子也是如此。此处所说的安静时间除了睡觉，也可以是听听音乐或读读故事。

年龄	白天第一次小睡前醒着的时长	晚上睡觉前醒着的时长
4个月	1.5~2小时	约2.5小时
6个月	2~2.5小时	约3.5小时
9个月	2.5~3小时	约4小时
15个月	3~4小时	5~7小时
24个月	4小时	6~8小时

在睡眠时间、苏醒时间及小睡的次数方面，生病、身体或智力存在缺陷的宝宝与同年龄段宝宝的标准不同。例如，对于15个月大长期住在医院的宝宝，其睡眠和苏醒时间可能更像6个月大的宝宝。您必须考虑到疾病和身体缺陷会影响宝宝的承受力。而在睡眠方式上，这些宝宝也需要和其他宝宝一样具有睡眠规律，以使他们睡得更好。

学会一个人睡

宝宝学会在自己的床上独立入睡（不再需要父母陪伴）有可能实现吗？这里所说的陪伴，指的是孩子睡觉时能够看到父母或其他照看者。这个答案与宝宝的年龄有关。有些9~14个月大的宝宝需要父母在身边时才能睡着。这与分离焦虑症有关，随着宝宝的成长而出现。

当宝宝需要您在身边时，除了静静地陪着，您一定不要再做别的，例如，别拍他或给他唱歌以便他更快地睡着。一定要慢慢地减少睡前和宝宝待在一起的时间。如果宝宝能在白天让您暂时离去，您通常也可以在晚上他要真正睡觉前，离开宝宝的视线。如果父母耐心地慢慢引导，那么宝宝一定会慢慢接受。先试着让宝宝在白天一个人待一会儿，当他能很好地适应时，可以在晚上把他放到床上后，试着离开他。

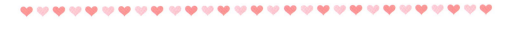

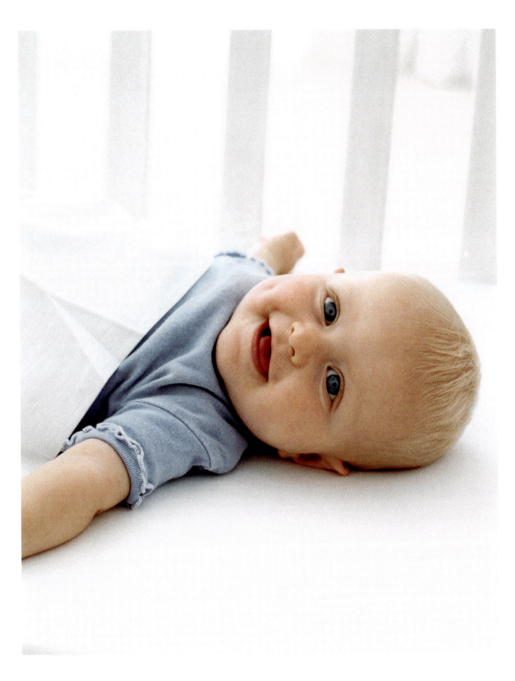

让宝宝学会独处

有两种鼓励宝宝独自入睡的方法。

方法一：让您的宝宝相信您还会回来——并且您会回来不是因为宝宝哭着喊您，而是因为您说了要回去。

方法二：您渐渐地离开，先让他能听见您的声音，渐渐地让他听不见您的声音。您的声音是一种有力而平静的安慰剂，能让宝宝在晚上乖乖地入睡。

夜晚入睡常规

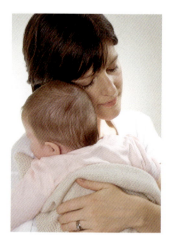

在每晚入睡前，要进行一些常规活动安抚宝宝，有助于宝宝独自入睡。活动可能是洗个澡、睡前小吃或进食、听一个故事，然后进房间睡觉。所有这些活动都在暗示宝宝睡觉的时候到了。关上窗，进行最后一次拥抱，然后把宝宝放到他的小床上，关掉电灯，说声"晚安"，然后尝试以下方法中的一种。

方法一

如果宝宝快两岁了，您就要给他讲一些您离开的原因。这些原因要简单，要能使他理解。例如，说您要去拿一把椅子或您要去浴室。

离开屋子10分钟使宝宝看不见您。最好让他能辨别出您在哪里——说话或做一些他能听见的事。然后回到房间，轻轻地坐到椅子上，不要说话，直到宝宝睡着。

简言之，在把宝宝抱到床上后就该离开房间一次，在外面稍待一会儿。然后慢慢地延长您离开宝宝房间的时间。这样做几个晚上之后，宝宝很有可能不再等您，而是转过脸，安静地睡去。

方法二

　　和前一种方法一样，让宝宝房间的门开着。但在这种方法中，您自己要待在门口能被宝宝看见的地方。您也许正在叠干净的衣服，或正在做一些需要您走动的事，但绝不要走得很远。如果能让宝宝一直听见您的声音最好，所以您可以唱首歌或哼些小曲。

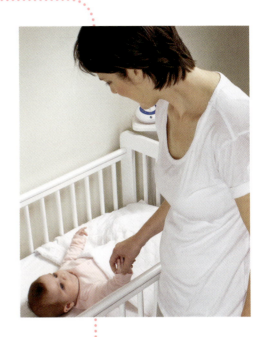

　　然后您转到宝宝几乎看不见您但能听见您声音的地方。

　　过几晚之后，您坐在宝宝看不见您但仍能听见您声音的地方（例如，您可以接打电话或哼小曲）。

　　再过一些晚上后，可以把声音减小或间断一下，直到最后什么都不做。

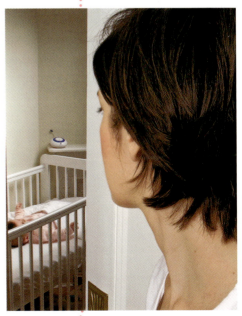

您的宝宝可以学会在入睡时不必看见您，只要他仍能听见您的声音。

不可小视的小睡

白天，有些宝宝在很多地方都可能小睡一会儿——常常仅有几分钟——也许在车里或当他们应该吃东西时。可是，这些"不可小视的小睡" 有打乱宝宝睡眠规律的大风险。父母通常会轻视这些短暂小睡的影响：它们如此短暂，以致宝宝得不到真正的休息，但它们又可能很长，使宝宝可以补充两三个小时的精力。随着宝宝渐渐长大，这些无规律的小睡会越来越多地影响宝宝的睡眠规律和健康，可能表现为宝宝脾气变坏、易怒。

阻止"不可小视的小睡"的方法有多种。其中有一种方法是不要在宝宝醒来后一两小时内带着他开车出行，因为宝宝在那时容易再次入睡。如果要带宝宝开车出行，一种比较好的习惯是在宝宝刚醒后开车做短时出行，或者在宝宝正常小睡时间段做较长时间（1小时或更长）的出行，让宝宝在车里小睡。

不到三四个月大的宝宝喜欢在吃奶时小睡。在您喂宝宝吃奶时，最好检查他是否在吮吸。如果您认为他在打瞌睡，就要把他靠着您的肩抱起，宝宝一会儿便会醒来。

安抚奶嘴

安抚奶嘴是安慰宝宝的最佳工具，对于生病或爱哭的宝宝非常管用。许多父母都在询问其使用方式。一些父母担心如果让非常小的宝宝使用安抚奶嘴，可能会助长宝宝不良的吮吸方式并导致母乳喂养问题。这些担心通常是没有事实根

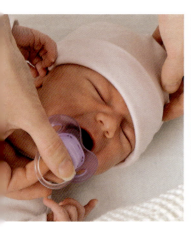
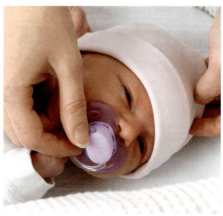
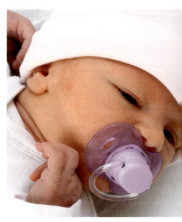

据的。许多例子表明，宝宝在使用安抚奶嘴后，吃母乳的技能有了明显进步。然而，最好不要给新生宝宝安抚奶嘴作为第一次吮吸的经历，而是要先喂母乳，之后再给安抚奶嘴。

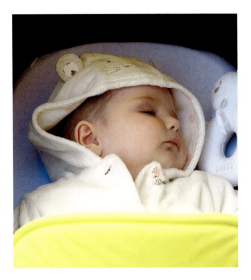

一定要合理地使用安抚奶嘴，因为它的使用会妨碍宝宝表达自己。哭是说的前奏，因此如果在宝宝抱怨时把安抚奶嘴放到他嘴里，您就是在告诉他应停止交流。此外，宝宝的新牙不应总与安抚奶嘴接触。

您应为使用安抚奶嘴订立明确的制度。例如，当您的宝宝8个月大时，他坐在车座上以及他想睡觉时，您可以给他安抚奶嘴。宝宝最好能习惯在早晨醒来后，把安抚奶嘴放到床边或指定的位置。这样，在他晚上想睡觉时，您和宝宝都可以从放安抚奶嘴的地方拿到它。让宝宝学会这样的习惯是很有益的。

当开始给宝宝喂固体食物时，一些父母发现安抚奶嘴很有用。为了帮助宝宝学会咽食物，他们就可能在宝宝满口食物时给他安抚奶嘴。

室外活动

所有的宝宝都需要花一些时间在室外——看看世界，锻炼一下身体。一个好的经验就是不到1岁的宝宝应一天外出一次，而1岁多的宝宝应一天外出两次。对于1～2岁的宝宝，在他小睡前后各带出去一次。

根据天气变化给宝宝穿衣。把宝宝放在手推车或婴儿车里是不够的；抱着宝宝让他看看您周围是什么。如果可以的话，让他走动走动。室外活动的目的不是把婴儿车推在街上让宝宝睡着，而是让他呼吸新鲜空气、锻炼和开阔眼界。

户外时光会促进睡眠。和成年人一样，婴儿或儿童呼吸了新鲜空气会睡得更好。

♥ Part 3
睡眠问题

入睡和其他与睡眠有关的问题十分常见。研究表明，5岁以下的儿童约20%有睡眠问题。一些研究还表明，更多的宝宝都不同程度受到睡眠和睡眠相关问题的困扰。

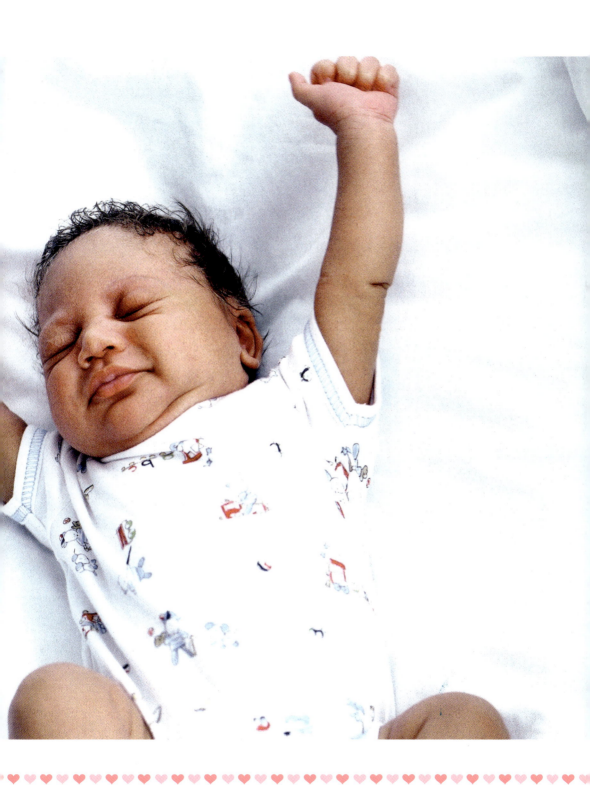

为什么宝宝睡不着

为什么一些宝宝有睡眠问题，而另一些没有呢？根据我和玛格·瑟姆（冰岛大学护理系教授、前系主任）的一项研究，宝宝睡不好的潜在原因可以分为5类。这些因素常常同时存在，有时要找到一个确定的原因很难，毕竟，宝宝睡眠问题的许多原因我们还不清楚。

疾病或疼痛

生病期间宝宝的睡觉规律可能被打乱，在病好后可能仍不能恢复正常睡眠规律。这种情况可源于任何疾病，但最常见的是耳部感染、过敏症、体弱、哮喘和慢性感染疾病（见Part5）。

性格和脾气

注意力易分散的新生儿容易出现睡眠问题，非常活跃和日常生活无规律的宝宝也是如此。后者是因为不能分辨他们自己的需要，如睡觉的需要。他们不知道自己是否瞌睡，或不能明显地表现出瞌睡（并且当父母自己很累时，很难察觉到他们宝宝的睡眠需要）。父母也会打扰宝宝的睡眠节律。如果父母没有合理安排作息时间（不遵循规律的吃饭和睡觉时间），就可能影响孩子的睡眠和觉醒周期。

生长发育因素

有些睡眠问题源于宝宝发育不成熟或由于宝宝正在学习新技能。当宝宝不能够自己入睡而需要帮助，如果给他喂东西或摇晃他时，反而会加重睡眠问题。宝宝学会自己安然入睡是需要花费一些时间的（见第73、第95页）。

宝宝练习新的运动技能如滚翻或自己站立（见第103页）时，睡眠可能对他就不那么有吸引力了。同样，认知问题也可能会打扰睡眠。认知会使宝宝分神或忧心忡忡。例如，4个月大的宝宝喜欢探知他们如何能引起家长的关注，并开始要求更多的入睡帮助，或晚上醒来后呼唤家长。1岁左右的宝宝可能开始有"分离焦虑症"，从而会在父母"要求"他们独自入睡时感到不安（见第117页）。

环境因素

家庭生活及其环境都会影响宝宝的睡眠，如频繁地搬家或拥挤的居室，对宝宝的吵闹产生抱怨的邻居或随后出生的弟弟或妹妹。

父母因素

对于那些几乎没有照看宝宝的经验，并且很难获得他人帮助的父母，宝宝的睡眠问题确实让他们头疼。宝宝的睡眠问题与父母的消极态度是有联系的。但关于此点，研究者们存在争论：是父母的消极引起了宝宝的睡眠问题，还是宝宝的睡眠问题导致了父母的消极？我们知道，在解决宝宝睡眠问题的同时，父母们注意自己的健康状况也是很重要的。这样，我们才有可能找到解决问题的途径，让宝宝将来的睡眠问题也进一步减少。

> ### 睡眠问题的表现

对于婴儿或两岁以下的幼儿，主要有以下几个信号预示睡眠问题

1 晚上失眠：在晚上宝宝吵醒父母的次数较其他同龄宝宝偏多。

2 难以入睡：宝宝需要很长时间才能入睡，或需要更多帮助才能入睡。

3 白天小睡有困难：宝宝小睡无规律或小睡周期短（每次不到45分钟）。

4 睡眠时间失调：宝宝"夜晚"的起止时间不对，例如，他认为夜晚是从凌晨5点到正午之间。

5 白天易怒：宝宝有些古怪或易疲劳，需要更多的拥抱。

解决睡眠问题

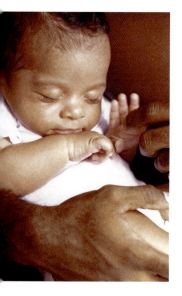

关于睡眠问题的原因和对策，家庭成员往往各持己见。他们的观点常常是基于自己、朋友或亲戚的经验。许多有睡眠问题宝宝的父母会抱怨，由于各种育儿建议的泛滥，他们不知道哪一条最适合自己的宝宝及其所处环境。关于培养宝宝睡觉习惯的策略，专家们的意见也不尽相同。这会导致父母更难应对宝宝的睡眠问题。

本章将讲述改变宝宝的睡眠习惯、让宝宝在晚上自己入睡和在夜间醒来后自己再次入睡的方法。

如果您的宝宝有睡眠问题，首先需要做的是带他去看医生，以排除生病的可能性。如果发现宝宝患有疾病，要及时治疗。但是即使宝宝的病治好了，很可能还是不能解决睡眠问题。因为睡眠问题的根源不只与宝宝的疾病有关。

有时，一些引起睡眠问题的因素是无法回避的。例如，您频繁地换房子，或您的宝宝性格敏感，或者有可能是他新学习的运动技能影响了他的睡眠。对于以上因素，您可能没有太多的应对方法。但即便如此，您也需要寻找宝宝睡不好的更直接的原因，然后才有可能以适当的方式处理。

我按下页框中3个计划的顺序去处理宝宝的睡眠问题，取得了巨大的成功。当然，您也可以同时实施这3个计划。

第1个计划，调整睡眠节律，必须适合宝宝的年龄段。不同年龄段宝宝典型的睡眠规律将在Part4中讨论。

至于第二个和第三个计划，最重要的是您必须改变在宝宝睡眠困难时做出的反应，改掉您和宝宝两个人共同养成的不良习惯。这些习惯通常由特定的互动方式组成，因此晚上当您把他放到床上或当他夜间醒来时，您要做出改变，采用一些新的处理方法。

生活规律和习惯

习惯在宝宝的生活中是根深蒂固的。遵循严格的生活规律，提前让宝宝知道事情发生的顺序，可以使宝宝感到平静和安全。宝宝习惯于在特定的时间进食，以特定方式入睡。您也许对目前的生活规律感到满意，您也许想用宝宝喜欢的方式帮宝宝养成健康理想的睡眠习惯，例如把宝宝放到床上时遵循同样的惯例，或以特定的方式在特定的地点喂宝宝。

但是从长远来看，宝宝一直保持一种习惯并不现实，也不合理。比方说，对于8个月大、一天需要吃两三次固体食物的宝宝，即使他已不再需要在夜间进食，仍然可能在晚上每两三小时醒来一次。在出生不久有过疝气痛的宝宝，可能疝气早已治愈，但他还需要父母更多的帮助才能入睡，如拍拍他、晃晃他。因为他们已经习惯于在摇晃中入睡，不这样做就睡不着。

当您需要改变宝宝的旧习惯时，最好斩钉截铁，不要慢慢地或一点一点地改变它们。例如，您可以改变宝宝的睡觉地点，改变宝宝床的位置，还可以改变把宝宝放到床上前所做的事。

3个计划

纠正宝宝的睡眠时间或节律。

反省并改变宝宝晚上醒来时您的反应和措施。

教宝宝自己入睡。

改变睡眠行为的方式

解决睡眠问题的通常方法也常用于改变宝宝的不良行为。本节讨论的是解决宝宝睡眠及其相关问题的3种主要方法。这些方法间的区别在于开始时您在宝宝身边停留多长时间，之后您以怎样的速度离开；还有您是和宝宝待在同一房间，还是待在外面，但以一定的时间间隔进来看宝宝？所有这些手段的目的是一致的：改善睡眠习惯，也可以理解为教宝宝如何自己入睡，以及如何让宝宝在夜间醒来后不需要帮助就能再次入睡。

大多数宝宝建立新习惯比改变根深蒂固的旧习惯更容易实现。

行为治疗，顾名思义就是努力纠正或改善行为。治疗手段虽然在严格程度上可以有所不同，但必不可少的是要为宝宝的睡眠建立基本的规范。这意味着必须建立有规律的睡眠时间、入睡程序和睡觉地点。宝宝的发育成熟度和性格决定了选择哪种具体方式。宝宝越小，就越敏感，就越应该对他使用温柔的方法。大多数专家认为，选择最温柔的方式往往是效果最好的。

"睡眠时机和睡眠时长"都取决于宝宝的年龄（见Part4）。您可以尝试用不同的方法教宝宝自己入睡，无论是针对晚上入睡还是夜间醒来。

限制啼哭

西方国家家喻户晓的方法之一就是"抑制啼哭"或"限制啼哭"。这种方法较严格，近几年，也越来越不受欢迎。然而，这对于有些宝宝还是管用的。其具体的方法如下：根据平时特定的就寝惯例，父（母）亲把宝宝放在床上后，不要管宝宝是否在哭，立刻离开房间。如果宝宝开始啼哭，父（母）亲应该在确定的时间内回去看看，待一两分钟，然后再次离开，不要过多地干扰宝宝。慢慢地，可以增加进入宝宝房间前的等待时间。

通常在第一个晚上，父（母）亲应该在离开3分钟后回到宝宝的房间安抚一下宝宝就离开。如果宝宝仍在哭，父（母）亲就要在5分钟后再回去一次，然后是7分钟后，然后再慢慢地增加到15分钟后。这之后，父（母）亲就每隔15分钟进一次房间，直到宝宝睡着。

第2天晚上，父（母）亲就应该在离开5分钟后回到宝宝的房间，然后是7分钟，以此类推，直到将间隔时间延长到20分钟。父（母）亲进入宝宝房间后应做同样的事，例如，给宝宝安抚奶嘴，摸宝宝的头或哼小曲。

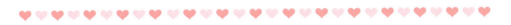

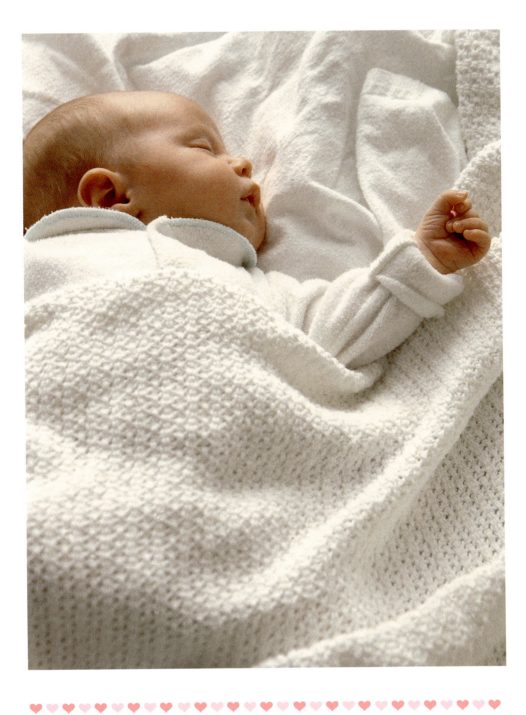

第3天晚上，第一次回房间要在7分钟后，然后像前两个晚上一样依次延长间隔时间。父（母）亲在房间外面待的时间各有不同，有些父（母）亲不想超过20分钟，但有些则等更长时间。

运用这种方法时，父（母）亲可遵照预先制订的严格计划来执行。许多人喜欢这个方法，并且取得了不错的效果。对于这种方法，主要的批评意见是：对待这么小的宝宝，该方法太苛刻了；而支持者则认为对五六个月大的宝宝就可以使用这种方法。批评者，包括我自己，认为采用此方法让宝宝一个人在屋子里哭，应视情况而定。我不推荐未经慎重考虑就对18个月以下的宝宝使用这种方法。推荐运用这种方法的一种情况是，当您和宝宝在屋子里时，他更爱哭——您一定不想因您的出现使他不高兴。

暂留陪伴

我推荐的这种方法是仍按照睡眠惯例，把宝宝放到他自己的小床上，但家长要和他待在一起直到宝宝睡着为止，而不是立即离开屋子。坐（或躺）在宝宝旁边的人不要给宝宝过多的帮助，按预先计划好的方式来做。具体的做法取决

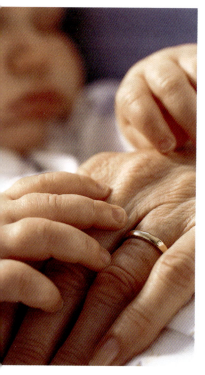

于父母对宝宝爱好的了解（见第63页的小妙招）。然后，父母要一天天地减少对宝宝的帮助，把椅子移得离宝宝的床越来越远。这种方法和"限制啼哭"法的主要区别是没有把宝宝一个人留在屋子里哭，而是有人在屋子里，通过陪伴宝宝可能使事情更容易一些。

根据您和宝宝的喜好，合理地使用"限制啼哭"和"暂留陪伴"的方式，但您需要综合考虑宝宝的发育程度以及他对您方法的反应。

逐渐撤离

大多数正在训练宝宝自己入睡的父母发现，将该过程分成几段来完成很有效，也就是我所说的"渐进法"（不过大多数睡眠研究者喜欢用"逐渐撤离"这个术语）。渐进法是一种非常温和的教宝宝们自己入睡的方法。它也适用于非常小的（两三个月大的）或稍大

一点的敏感婴儿。该方法分为14个阶段或者说14个步骤，在这些步骤中，父母给宝宝的睡眠帮助要逐渐减少。步骤1中，您提供给宝宝的帮助最多，步骤14中降至最少。

您可以自己决定宝宝是否每次遵循一个步骤，还是跳过两个或多个步骤。如果您的宝宝已经足够成熟，完全可以从后面的步骤开始。通常，每个步骤持续3～4天就足够了。

如果宝宝正在接受母乳喂养，可以由其父亲（或其他照顾者）接替完成步骤4以后的步骤。

对6个多月大的宝宝，您可以从步骤9开始一直到步骤12。

如果您的宝宝较小（不到6个月），而且他很固执，最好不要让他经历过多的步骤。这样的宝宝很爱哭，根本不管您进行得快还是慢。他们通常不适合于每次执行一个步骤，您可以跨越2～3个步骤执行，直到进入步骤9或步骤10。

对于所有的宝宝，当达到步骤10时，可以改变一下方式（见第61页）。每隔几分钟走近您的宝宝，以井井有条的方式照顾他：温柔地使宝宝安静下来，保证宝宝有安抚奶嘴（如果他在使用），并给他盖好被子。在照顾宝宝的间隔期，除了让他知道您一直在他身边，不要对宝宝说话或提供任何额外的服务。理想的做法是，假装您在睡觉或正在思考。

这种做法的核心目的就是让外援越来越少，父母逐渐离开宝宝的视线，让宝宝学会自己入睡。他需要自己找到最舒适的睡姿，有些宝宝还会花很大的工夫尝试不同的睡觉姿势。

如果您不能忍受每隔几分钟就得进卧室安慰一下宝宝，才能使他睡着，或宝宝因为需要您的陪伴而啼哭很长时间，那么您只需在特定时限内采用这种方式，例如1小时内（年龄越小，时限越短）。如果您经过1小时的努力，宝宝还没有安静下来，您就要把他抱到怀里，给他水喝，安慰他，给他喂母乳或奶粉，但尽量不要把他带出卧室，不要开灯。抱着宝宝，直到他安静。有必要的话可以重复上述步骤。

睡眠好习惯要靠

规律的睡眠时间。

特定的入睡程序。

固定的睡觉地点。

照顾婴儿时讲求方式方法。

逐渐减少入睡帮助的步骤

1
在卧室外喂宝宝，然后让他入睡，睡着后把他抱到床上；或一边走动一边抱着宝宝入睡（这两种方式每次只能选其一，这已经是您为宝宝提供的最大帮助了）。

2
在卧室或其他地方喂宝宝时，他睡着了。

3
在您抱着宝宝摇晃时他睡着了，但您没有喂他。

4
您抱着宝宝没有摇晃，他就睡着了。

5
宝宝被他父亲抱着睡着了。

6
宝宝被父（母）亲搂着并在父（母）亲旁边睡着了（睡在父母的床上）。

7
宝宝在父（母）亲旁边睡着了，但母（父）亲没有搂着他。

8
宝宝在父（母）亲旁边睡着了，母（父）亲背对着他睡。

9
宝宝在他自己的床上睡着了，婴儿床在父母床的旁边，父（母）亲睡在他旁边，用手摸着他，躺在他旁边。

10
宝宝在他自己的床上睡着了，父（母）亲睡在他们自己的床上，没有去抚摸他。

11
宝宝在他自己的床上睡着了，父（母）亲睡在他们自己的床上，背对着宝宝睡觉。

12

宝宝在他自己的床上睡着了，父（母）亲坐在他旁边的椅子上。

13

宝宝在他自己的床上睡着了，父（母）亲坐在离他的床较远的地方。

14

最后一个步骤是在宝宝入睡时，父（母）亲离开房间。有两种方法：一种是每晚把宝宝抱到床上后，短暂地离开房间，然后回到房间，逐渐延长离开房间的时间，直到宝宝睡着；另一种是把宝宝房间的门开着，时不时出现在门边，让宝宝看得见您（见第46～47页）。

第10步之后的注意事项

从第10步往后，应该由不经常抱宝宝上床的人来完成（尤其是前三四个晚上）。

♥

坐在宝宝床边的椅子上（见步骤12）。

♥

非常安静地坐着；不要做任何事，轻抚和哼小曲尚可允许。

♥

2～6分钟起来一次（取决于宝宝的年龄），如果他坐着或者站着的话，让宝宝躺下。给他安抚奶嘴或其他他想要的东西，重新给他盖好。

♥

再次坐下，等几分钟。

♥

有必要的话，就重复以上步骤。

♥

如果宝宝把东西扔下床，就让东西在地上，直到您再次走近宝宝时才顺便捡起。

♥

别和宝宝进行眼神交流或说话，别责备宝宝。要尽可能保持安静。有些父母和孩子在此过程中喜欢听轻音乐。

教宝宝自己入睡

如果您为宝宝安排了睡前例行活动，并且坚持在同一时间，以同一种形式执行，那么您的宝宝将会更快进入梦乡。例如，您可能在客厅给宝宝喂食，然后把他带进卧室。通常，父母都会把宝宝的睡前活动安排在卧室，其目的是让宝宝能把这些活动和睡觉联系起来。

宝宝年龄越小，睡前的例行活动应越短。对于年龄很小的宝宝，您可以带他进入卧室，把他抱在怀里给他唱歌，给他一些亲吻，然后关掉灯，把他放到婴儿床上。对于稍大一些的宝宝，您就得花更多的时间让他安然入睡了：您可以给他读故事书，念祈祷文或唱歌，然后关掉灯，拉下帘子，把他放到婴儿床上，并抚摸他的小脑袋。

睡前例行活动的目的是让宝宝明白：一旦您做完了所有的事情，他就该乖乖地睡觉了。

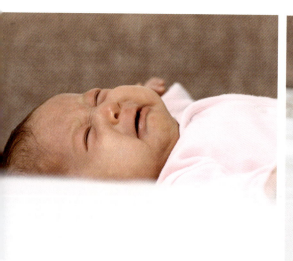
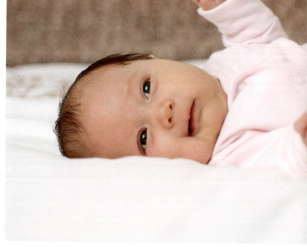

当宝宝的年龄更大一些时，您就可以不再例行睡前的常规活动，您可以坐在他床边给他讲一些能让他高兴的事，使他能够甜蜜地入睡。

让宝宝记住每次入睡时躺在什么地方，这对他快速进入睡眠状态很有帮助。当宝宝在半夜醒来时，他会习惯性地要求挪到他入睡时的地方，自然也希望您做同样的事助他入睡，所以您也要重复宝宝入睡前的活动。

教宝宝自己入睡的方法不尽相同，如父母陪伴的时间，宝宝在半夜醒来后父母的措施，宝宝入睡依赖性的降低也会因人而异。

帮助宝宝入睡的小妙招

给他安抚奶嘴。

给宝宝手里放些东西。

抚摸宝宝的头。

把一只手放在宝宝的肚子上并哼小曲，但不要用眼睛看着他或对他说话。

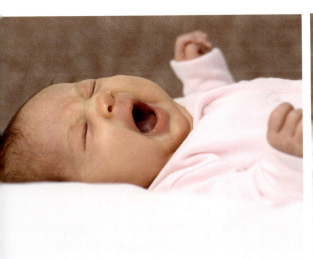

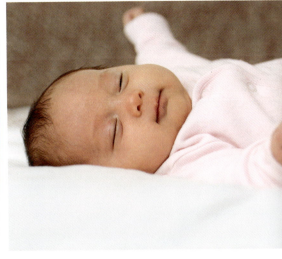

当宝宝半夜醒来

通常，宝宝一旦在半夜醒来便难以自己再次入睡。到了晚上，有些宝宝会像天使一样甜美入睡，可当他在半夜醒来时，便开始提出各种各样的要求。宝宝的年龄不同，您应对他半夜醒来的方法也不同。（Part4详尽地描述了您可以使用的应对方法和策略）

宝宝半夜醒后不睡的原因，首先要看宝宝白天小睡的时间是否合适。导致宝宝半夜醒来的最常见原因是他白天小睡前预备入睡的时间太长。其次是宝宝在晚上是否需要帮助才能入睡。如果这两项都没问题，那么就得反思宝宝以前半夜醒来后您的应对方式是否妥当了。

宝宝半夜醒来怎么办

您可以逐渐减少对宝宝入睡的帮助，以便让他学会在半夜醒来后自己入睡

✓ 商量好该由爸爸、妈妈（或其他照顾者）中的谁来照顾半夜醒来的宝宝。一定记住，半夜醒来的宝宝看到哄他入睡的人陪在身边时才容易安心地睡去。

✓ 如果宝宝半夜醒来，不论他要干什么（即便他已经站起来或在敲打床栏），先不要管他，等上2~4分钟。这种方法适用于五六个月大的婴儿，年龄稍大的可等待久一点。不要对宝宝的行为做出迅速反应。如果宝宝坐着或站着，照顾者应该起床再次扶宝宝躺下。给宝宝安抚奶嘴或其他一些他想要的东西。最后，在宝宝旁边或手里放一件舒适的东西。然后躺下等几分钟。如果有必要，可重复使用这种方法。

✓ 但如果宝宝把床上的东西扔到地上，不要忙于捡起，您可在下次安抚宝宝时再捡起来。

✓ 不要直视宝宝的眼睛，不要对他说话或责骂他——保持平和的心态。

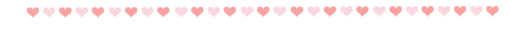

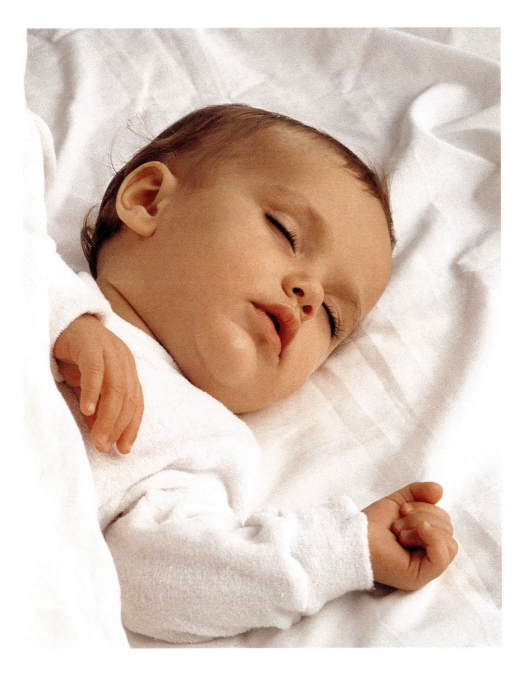

摇晃婴儿车助宝宝入睡的力度

最强

像通过粗糙的石子路面一样。

较强

像通过轻微起伏的路面。

适中

在轻微起伏的路面上慢慢来回摇晃。

轻推

像摇摇篮一样，或轻轻地握着
车闸来回推。

很轻

像随风摆动一样，时不时推一下，
不需有节奏地摇晃。

让宝宝在白天独自入睡

如果您想教宝宝独自入睡，就应逐渐减少入睡帮助，从小睡开始训练，之后再训练他夜晚独自入睡。比较理想的做法是，把宝宝的第一次小睡安排在正午以前，因为这个时候，宝宝的接受力最好，训练可能会很顺利并能取得成功。通常在白天，需帮助入睡的宝宝的小睡时间比能独立入睡的宝宝更短，一般只持续30～45分钟。

在白天哄宝宝小睡时，您也可以同晚上一样，制订一个渐进式的计划（见第60～61页的步骤）。

如果您的家中有不止一个宝宝，那么家庭活动的活跃程度在白天和夜晚就最好有明显的差异，这种差异可以帮助宝宝区分白天和黑夜。而对于独自在家照顾婴儿的母亲（或父亲），更应该考虑如何让白天和夜晚的活动有所不同。如，白天打开收音机或拉开窗帘，跟宝宝说现在是白天。一些父母喜欢让宝宝在婴儿车上小睡。婴儿车不受地点的限制，即使是户外也能为宝宝提供小睡环境。目的是让宝宝即使在户外完全清醒的状态下，也能躺下入睡，并逐步养成自己安静入睡的习惯。通常，白天的第一次小睡是训练宝宝自己入睡的最好时机。您可以多等一些时候，如果宝宝不睡，再摇动婴儿车。晚些时候的小睡，您可以减少摇车前的等待。摇车的幅度不要过于猛烈（见上方框中的内容）。

宝宝白天的睡眠环境和晚上的睡眠环境最好略有不同。

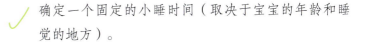

教宝宝在白天自己入睡

与其他事情一样，宝宝在不断重复的过程中学到东西，您可以在白天这样帮助宝宝入睡

✓ 确定一个固定的小睡时间（取决于宝宝的年龄和睡觉的地方）。

✓ 确保白天的睡觉环境和晚上的环境略有不同。通常这对训练宝宝白天独立入睡十分重要，但如果宝宝已经养成了良好的睡眠习惯，这一点就可以忽略了。

✓ 在准备让宝宝小睡时，每天要按照同样的程序，例如，把宝宝放在床上或婴儿车上，然后哼一首特定的小曲。

✓ 安抚宝宝的方式包括给他一个安抚奶嘴（如果他一直在用安抚奶嘴的话），也可以在他手里放一件他喜欢的东西，供他摆弄。

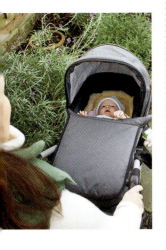

✓ 首先，静静地守在宝宝旁边，别摇动婴儿车或床。如果他开始哭闹，先等上一两分钟，再给他一个安抚奶嘴或其他能安慰宝宝的东西，然后静静地坐下等待。如有必要可重复几次上述过程（宝宝越大，上述过程越要多重复）。如果宝宝的年龄很小，您可以在开始的几分钟使用上述方法，无效的话，就轻轻摇动婴儿车，直到他睡着。

✓ 如果您的宝宝仍然睡不着，那就把他从床上或婴儿车上抱起来，让他平静10~20分钟。然后再次把他放回去睡觉，重复上述步骤。不要使用您本来打算停止使用的安抚方式，如喂奶或抱着他摇动。

喂养也会影响睡眠

父母有时会问：如果快满周岁的宝宝已经能安睡一整夜，还需要让他抱着奶瓶入睡吗？对于这个问题，没人能给出明确的答案。但您得认识到，宝宝若在进食过程中睡着，是有一定危险性的。而且，如果宝宝生了病，并在半夜醒来，他会要求得到入睡前的待遇（见第138页）。

可以逐步减少夜间的喂奶量，可以逐渐用水稀释奶的浓度（见第111页），也可以在晚上喂奶前让宝宝喝一些粥（见第41页）。睡前喝点水对宝宝牙齿有好处，建议每晚睡觉前让宝宝喝些水。

如果您6个月大的宝宝喜欢在客厅里依偎在母亲怀里睡觉……

要改变这种情况，您可以按如下方式去做。首先，让爸爸把他放到床上。为防止宝宝临睡前产生不安情绪，您可以在宝宝入睡前的15～30分钟时离开他的视线，不必担心喂母乳的时间比平时提前。如果宝宝看不见您，他就不会通过哭闹来引起您的关注。爸爸应建立一套简明的入睡常规。例如，在您喂了宝宝并离开后，爸爸应该把宝宝带到卧室，拉下窗帘，关掉灯，抱着他，给他唱一支摇篮曲，然后才把他放到床上。这一套动作应该在每天晚上以同样的方式重复。

这样，宝宝再也不能在客厅里妈妈的怀抱中入睡，而是到卧室的小床上入睡。而后，您便可以选择如何教宝宝自己入睡（见第62页）。

如果您12个月大的宝宝习惯在夜间吃3次奶，但他已经学会自己入睡了……

您可以做如下改变。首先，改变宝宝睡觉的地点：例如把他的床搬到另一个房间，或在原来的房间里挪动床的位置。通过改变睡觉环境，宝宝将更容易接受新的作息规律。通常来说，宝宝习惯在新的环境下学习新的东西。

然后您应该更换他的夜间照顾者，父母一方，或某个亲戚、朋友，只要不经常参与照顾宝宝，就可以成为宝宝新的夜间照顾者。即便宝宝已经学会自己入睡，也应该让这个新人照顾宝宝入睡，这样可以避免宝宝在半夜醒来时，因为看到新面孔而感觉不安。新的照顾者应该在开始的几天让宝宝尽快熟悉他（她）的面孔和声音。

当宝宝在夜间醒来，新的照顾者应以全新的方式来处理。您得意识到，想把这个年龄段的宝宝的喂奶量从每晚几次降低到每晚一次，肯定会让他不高兴的，更何况您现在要停止所有的夜间喂养。有一种简单且有效的方式，即在宝宝醒来并开始哭闹时，照顾者不必忙于做出反应，先等待3～5

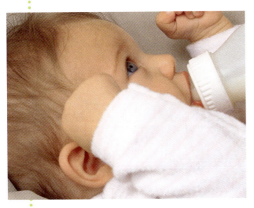

分钟，然后过去扶宝宝躺下，不用把他抱起来，可以给他安抚奶嘴或一个洋娃娃，然后轻轻地抚摸他一会儿。

这时，奶瓶成为决定性角色。如果想让宝宝断奶，那么最好让奶瓶从他的视线中消失，确保宝宝在任何时候、任何地方都没有见到奶瓶的机会，包括放奶瓶的架子或其他孩子手中的奶瓶。因为宝宝需要一定量钙的摄入，所以在

白天您可以把奶装在杯子里喂他。

您应保证他在上床睡觉前吃饱，可给他喂2次固体食物，例如下午6点吃完晚饭，晚上8点再给他补充一些零食。如果担心他没有吃饱，您可以在晚上7点时加喂一杯奶。

Part 4
不同年龄段的
宝宝有不同的
睡眠

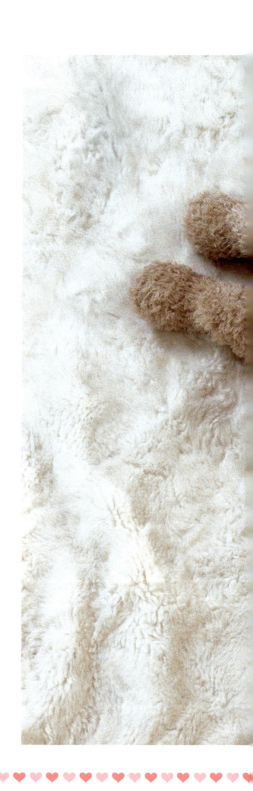

Part4将讨论您该如何对待不同
年龄段宝宝的睡眠问题。如果您家宝
宝的睡眠方式与本章讨论的有所不
同，但他睡得很好，那您就不需要改
变宝宝目前的睡眠方式。您不必把本
书的内容作为唯一正确的方式。您和
您的宝宝都是独一无二的，世界上没
有养育孩子的万能钥匙。

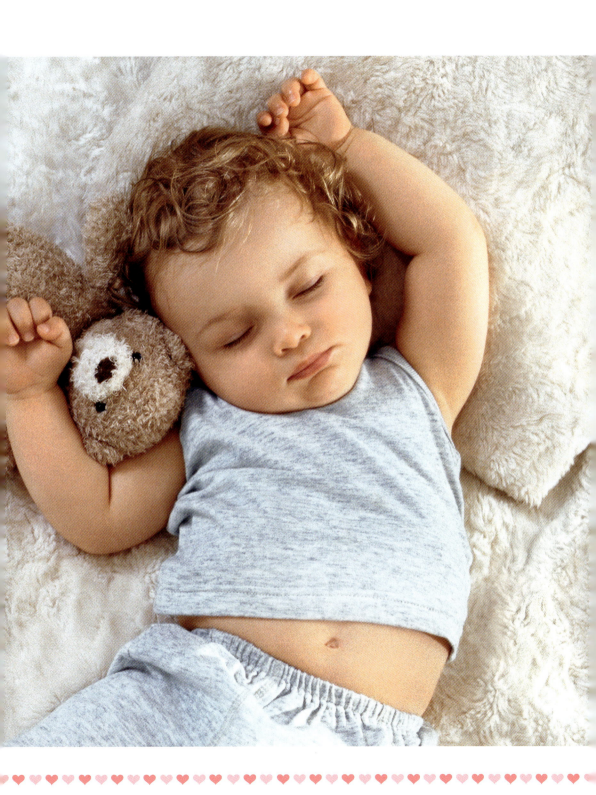

新生婴儿

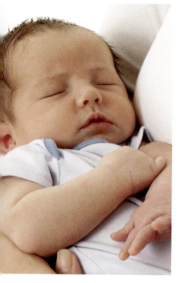

　　大多数健康足月的宝宝睡眠时间都很长，基本上白天和晚上的睡眠时长是一样的。宝宝醒来的最主要原因就是他需要吃奶，吃完奶后他又会继续入睡。您最好把宝宝出生后的前几天甚至前几周作为他的身体适应期，因为宝宝在这段时期会面临完全不同于母亲子宫里的环境。如果您尝试站在新生婴儿的角度，您就会明白他已经历了怎样巨大的变化。所以，尽量给他创造一个平静安宁的生活环境。比如让宝宝房间里的灯光暗一些、嘈杂声少一些，挪动宝宝时要轻手轻脚。年幼的宝宝也需要一个温暖的环境和家长的陪伴。有了安静的环境，宝宝会感觉很舒适并有一个良好的睡眠。

　　很多时候，新生婴儿会处于一种浅睡眠状态，即介于睡眠和清醒之间。如果您的宝宝在这种条件下开始哭，您可能以为他醒来了，并进行不必要的安抚。其实，您最好先等待一会儿（比如，从 1 数到10），然后再对其进行安抚。这样做的目的是观察他是否真的醒来，还是在梦中嘀咕和舒展身子。

培养良好的睡眠习惯

　　有些宝宝一开始就表现为晚上睡很长时间，而白天大多数时间保持清醒。大多数宝宝都能在某些方面养成良好习惯，而在另一些方面又让父母头疼。例如，宝宝一开始可能在晚上很容易睡着，但白天不行，或相反地在白天睡得很好而晚上不行。但是，如果您一开始就为宝宝制订了一个作息规律，那么您的宝宝就能很容易养成良好的睡眠习惯。宝宝喜欢处在一种有规律的生活环境中，只要您按照计划为宝宝安排作息时间，就能使他感到宁静且有安全感。为了达到这种效果，您最好从一开始就为宝宝制订一个健康的生活计划。

习惯对宝宝非常重要，当一切按照常规进行时，

他就会感到平静和安全。

好习惯从一出生就培养

有证据表明以下 4 个因素促进了良好睡眠习惯的养成

1 教您的宝宝区别白天和黑夜。

2 让您的宝宝具有独自入睡的能力。

3 制订一个有规律的喂养和睡觉时间表。

4 选择从某个晚上开始，不要在夜间喂奶，试图延长其睡眠时间。

白天和夜晚的区别

从一开始就教宝宝区分白天和夜晚。比较合理的方式是把0点至早上七八点之间当作"夜晚"。夜晚意味着外面很黑（或光线很暗），基本没有人说话。在夜晚，您仅提供一些必要的服务，比如给宝宝一些喝的或为他换尿布。尽量不要开灯做这些事，或尽可能把光线调暗，也不要随意挪动宝宝的位置，且保持安静。因为要向宝宝传达这样一种信息——夜晚就应该保持安静，即便中途醒来也应该继续躺下睡觉。

独自入睡

婴儿天生具有独自入睡的能力，有时被人们称为"自我抚慰"。为保证宝宝的这种能力不会丢失，您应该做好以下两件事：一是给宝宝提供充足的时间让他自己入睡；二是要保证宝宝有一个固定的睡觉地点或环境。

新生儿经常会在吃奶的时候睡着，这一点看似很难避免，但如果您用心一些，比如偶尔把清醒的宝宝放在床上，不要打扰他，让他自己入睡，逐渐让宝宝改变吃奶时入睡的坏习惯。慢慢地，宝宝将认识到，吃奶和睡眠并不是密不可分的。有一点您得记着，大多数婴儿在一天中的早些时候，更容易自己入睡，到晚些时候他就需要更多的睡眠辅助了。当然，您也最好不要让宝宝处于容易入睡的姿势时给他喂奶。

趴着睡的情况

爱哭或有"疝气痛"的宝宝，常不想仰卧着睡，他们想趴着睡，因为这样能让他感觉更舒服。如果您的宝宝爱哭或有腹部绞痛（见第86页），就让他侧躺着睡，并放一卷毯子托住宝宝的肚子。让他处于下方的手臂微微伸展，大致与身体垂直，以避免宝宝翻滚后，整个身体的重量压在肚子上（见下图）。

别让您的宝宝总是保持平躺的姿势睡觉，因为这样会对他的背部、颈部和肩部肌肉有损害，而且长期平躺睡觉会导致后脑勺变得扁平。当宝宝醒着时可让他趴着和您玩。从一开始就培养这种睡眠姿势的习惯尤为重要。最初就让他趴在您的胸部睡觉，这是一种好方法。同样，当宝宝刚刚从梦中醒来，且他已经接受过一段时间的俯卧位睡姿练习，您就可以把他放在不是很柔软的表面，比如瑜伽垫或小地毯上面。

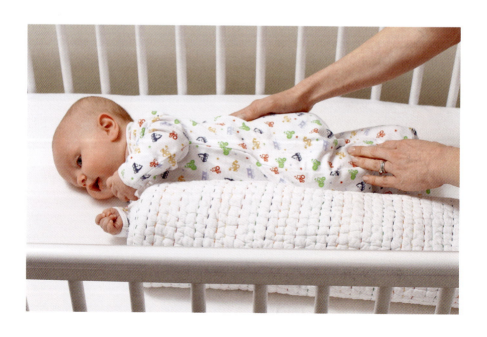

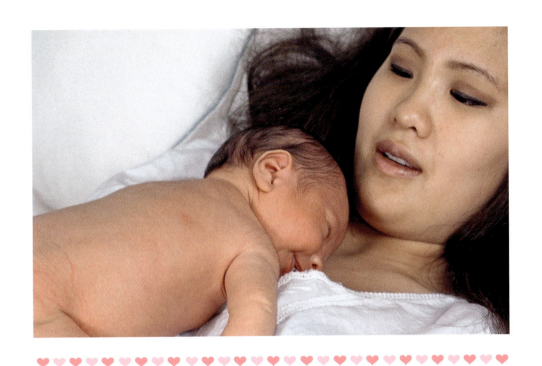

❤️🤍❤️🤍❤️🤍❤️🤍❤️🤍❤️🤍❤️🤍❤️🤍❤️🤍❤️🤍❤️🤍❤️🤍❤️

　　如果您愿意，也可以在他身体前面或侧面放一些图画，鼓励他抬头左右观看。同样重要的是，您要让您的宝宝认识到，他只能在某些特定的地方睡觉，也就是说，即便他还醒着，只要躺在这个地方就应该睡觉了。不要让宝宝在充满噪声和影响他注意力的房间里睡觉。当然，偶尔暴露在这样的环境中也没关系，只要不过于频繁。对于日常的家庭噪声（如谈话、电视广播、洗衣机之类的家电发出的噪声），您不必把它们与宝宝隔离，但不要在他睡觉的房间打开电灯或电视。如果因为空间有限，宝宝的卧室必须腾出一部分以作他用，那您就得把他的小床放在屋子的一角（而且总是放在同样的角落），并且避开所有的灯光照射。

　　宝宝白天和晚上睡觉的床或地点不需要相同。许多父母喜欢让宝宝晚上睡小床，白天则睡在摇篮或婴儿车里，而且不管是做饭还是在书房看书，有些父母总喜欢让宝宝待在自己身边。

　　婴儿在出生后前几周，常常能乖乖地入睡，但越到后来，

就越爱制造麻烦了。

很多婴儿在出生后前几周，通常自己就能乖乖入睡，但越到后来就越爱制造麻烦了。事实上，宝宝天生具备的能力很容易受到外界干扰。这些干扰因素多种多样，最常见的是父母对宝宝的反应太快（宝宝一有醒来的信号就跑去照看他），或者是宝宝感到疼痛或不舒服时——如疝气引起的疼痛，父母就马上去安抚他。在第44页中，我介绍了在宝宝失去天生的入睡能力时，家长如何培养宝宝独立入睡的习惯。

仰睡与婴儿猝死综合征

20世纪80年代，众多国家的健康专家开始宣传仰睡的好处。因为研究发现，婴儿猝死综合征和宝宝趴着睡觉有关。如今，全世界的父母都被告知，不论是白天还是夜晚，宝宝都应该仰着睡觉。

对于1岁以下的宝宝，有的看似很健康，但可能毫无征兆地在摇篮里猝死。谈到婴儿猝死综合征，很多父母都会陷入极大的恐慌，一旦发生这样的悲剧，整个家庭都会陷入巨大的悲痛。婴儿猝死综合征最常发生在2～4个月大的宝宝中，而刚出生1周的婴儿几乎不可能发生。

尽管对此疾病的研究非常广泛，但目前没人能准确解释这种疾病为什么会发生及是怎样发生的。我们知道，在妇女妊娠期或婴儿周围吸烟会给婴儿造成很大危害，而母乳喂养以及让新生婴儿含着安抚奶嘴睡觉似乎又有保护作用。我们不知道为什么后者可以降低婴儿猝死综合征发生的风险，似乎有一些我们目前还不清楚的因素。不过值得庆幸的是，婴儿猝死综合征极少发生。通过遵循下面该做和不该做的事（见下页），您可以进一步降低婴儿猝死综合征发生的可能性，虽然我们尚不能完全阻止其发生。

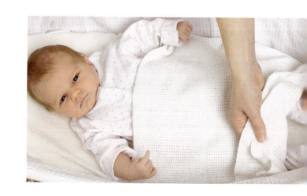

制订有规律的哺育和睡眠计划

对于新生婴儿，哺育和睡眠是密切相关的，例如，一个多次少量喂养的婴儿，可能会频繁睡觉但每次不会睡很长时间。如果您的宝宝就有这种情况，且您想延长他白天睡觉的时间，那您只需通过延长宝宝进食的间隔时间就能办到。

如果您想让宝宝的睡眠时间更有规律，那您就应该保证哺乳的时间有规律。通过改变宝宝的进食习惯，来改善他的睡眠习惯是很容易成功的。帮助宝宝建立进食规律时，可以将一天中早些时候的哺乳时间间隔延长，晚些时候的哺乳

应该做

✓ 让宝宝背朝下平躺着睡，把他的脚放到摇篮的脚端，使他不能在被子下面扭动身体。

✓ 确保宝宝睡觉时不会太热（可盖几层轻一点儿的毯子，而不是较重的被子）。

✓ 最初的几个月，让他在您房间里的独立小床或摇篮里睡。

✓ 尽可能给他喂母乳。

✓ 让他含着安抚奶嘴睡。

✓ 如果您认为他病了，就带他去看医生。

不应该做

✗ 宝宝枕着柔软厚实的东西（如羽绒枕头或被子）睡，这些东西可能堵住宝宝的鼻子和嘴。

✗ 房间温度过高（最佳温度应为20~22摄氏度）。

✗ 在妊娠期吸烟，在宝宝旁边或宝宝的房间里吸烟。

✗ 在婴儿床四周加围垫，这会阻止空气流通，使宝宝体温过高。

时间间隔缩短些。因为在一天中，时间越靠后，宝宝就越清醒，消化速度会越快，吃得就会更多些。您可以让宝宝在上午，每隔3～4小时进食一次；下午则缩短为2～3小时进食一次。如果您的宝宝习惯了频繁地进食，那就逐步降低他的进食频率：上午2～3小时进食一次；下午1～2小时进食一次。

培养夜间睡眠周期

如果您从一开始就有意地、逐步地延长宝宝晚上整段的睡眠时间，就可以尽早结束夜间起来多次哺喂宝宝的辛苦生活。值得注意的是，您需要等宝宝的体重超过约3千克时，再开始这样做。另外，虽然我说的是"从一开始"，但您至少要等到宝宝出生1～3周以后。

对于新生婴儿而言，夜晚通常是从午夜开始。可以将宝宝夜间的第一次进食尽量后延。比较合理的做法是：如果以往的第一次进食在凌晨3点左右，您可以把第一次进食的时间往后延迟，调整至凌晨4点；然后适应几天，接着以此类推地延迟进食时间（30分钟为比较合理的时间跨度）。如果您在宝宝1周大时就开始有意延长他夜间进食的时间间隔，那么在他6周大时，宝宝就可能在晚上的第一个时段睡上5小时。有些宝宝能很快改掉夜间进食的习惯，另一些则需要更多的鼓励和帮助才行。如果还不到进食时间宝宝已经坚持不住了，那么最好换别人而不是妈妈来照顾安抚他。因为这时，妈妈很难安抚宝宝，除非给他喂奶。

新生婴儿在不进食的情况下，能睡长达3小时左右，

到6周大时，一次能睡5小时。

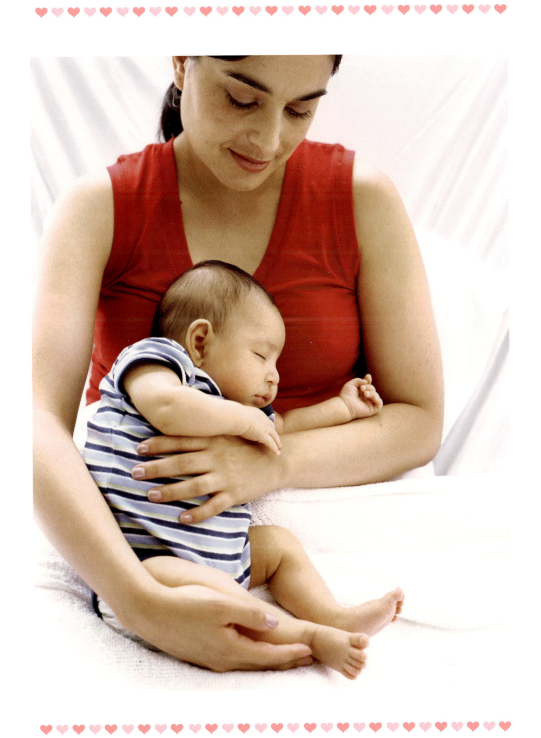

我家宝宝刚满月，应该培养他按规律睡眠吗？

我的儿子刚刚满月，我想知道，我能否让他睡得更好？现在改变他的睡眠节律是否为时尚早？他白天和夜晚的睡眠都没规律。不过，他通常能准时在凌晨2—3点间睡着，早上6点左右醒来。然后我就给他喂母乳，他会再次睡着，睡上2~2.5小时。然后到了白天，他的睡眠时间就很没有规律了。通常他每醒1小时，就会睡15~60分钟。而且他经常会在吃奶的时候睡着。不过，他并不是一个难伺候的宝宝，虽然在晚上他父亲陪他时间长了他会不高兴，但当我陪着他时，他会无比高兴。

听别人说，任何时候只要宝宝想吃奶，我就应该给他喂母乳，而我家宝宝总是频繁地要求吃奶。晚上入睡时他就在我怀里吮吸，直到凌晨2点他才安顿下来。晚上，当我抱着他时，他会时不时在我怀里睡着。也许这样我和宝宝都感觉方便和舒服，但我和老公一直在想，能不能让他早点儿入睡——至少在午夜左右能消停下来。他是我们的第一个孩子，很多人都告诉我，他将慢慢学会睡一整晚，而且更加有规律，真是这样吗？

阿娜的回复

有很多方法可以让您为宝宝的良好睡眠习惯打下基础。对于年龄尚小的婴儿，您必须有耐心。留意宝宝睡眠习惯的发展趋势，鼓励他向一切积极的方向迈进。别人的意见值得参考，有些宝宝会随着年龄增长而睡得更好，但不同的婴儿需要多少睡眠帮助也不尽相同。在此，我向您介绍几方面的经验，您可以按照自己的速度去实施。

喂养：我认为您首先要检查宝宝的进食习惯。您说过有人告诉您"任何时候只要宝宝想吃奶，就应该给他喂母乳"。事实上您应该在他需要吃奶的时候才喂他，但有时候辨别婴儿的真实需求有些困难。如果您的宝宝养成了每次吃奶前都哭泣的习惯，那就比较难以分辨了，因为他哭泣的原因有很多，不一定都是因为饥饿。有时他可能把您当作安抚奶嘴了（见第48页）。

下午和晚上，婴儿常常需要大量进食，才能保证夜晚睡觉时不会饿醒。但根据您的描述，总是让宝宝趴在您怀里睡觉是不可取的。至于您说抱着宝宝睡觉让你们母子俩都感到很舒服，这的确是真的，因为没有比这更惬意的了。宝宝需要的是和您的亲密接触，而不是不停地喂他。所以，您可以经常把他抱在怀里，但喂奶要有时间间隔，比如隔1小时喂一次奶。您没有提到宝宝每次进食间隔多长时间。有些宝宝进食的时间比较集中，所以一旦开始吃奶就会持续较长时间。如果您的宝宝正是这样，您就必须为他设置好吃奶时间。这样就能让宝宝集中注意力，更快地完成一次进食。这个建议也许和别人告诉您的有些不同，但希望您不会因此拿不定主意。新生婴儿的父母常常在照看宝宝的过程中听到别人提出的各种意见或建议，有的甚至自相矛盾，这会使他们左右为难。父母一定要根据家庭实际情况选择合适的方案。

入睡： 您说他总是在吃母乳的时候睡着了。因此，您需要训练他独立入睡的能力，不过一开始最好慢慢来。像大多数宝宝一样，他很可能在每天清晨最为安静。

您可以利用他白天第一次小睡时训练他独立入睡。把他放在摇篮，静静地坐在他旁边抚摸他。如果他不安分，就轻轻地拍他的背，使他平静下来。有时这个方法可能不管用，但可以每天早上试着做两次，效果会越来越好。如果宝宝有很大的抵触情绪，您就换一种更温和的方法，先让他在您怀里睡（但不是在吃奶时），然后换成在他父亲怀里。然后再试着让他躺在您身边入睡，逐渐减少对他的安抚。采用这样的方法，您就可以逐步减少对他睡眠的帮助。

设定睡眠时间：
记录宝宝在几天中的睡眠时间，比如早上什么时候醒来，白天什么时候小睡，这样您就知道宝宝的睡眠习惯是否有规律。最好能设定他早上醒来的具体时间。例如，您可以在早上9点叫醒他，他会在之后约1小时内醒着，然后他会进入一天中的第一次小睡。千万不要想一次就改变宝宝所有的

作息规律。要记住，随着时间的推移，宝宝醒来后保持清醒的时间会逐渐变长，同时也意味着小睡的时间间隔会越来越长。试着设定好3个具体时间：晚上入睡的时间、早上醒来的时间，以及白天第一次小睡的时间。

入夜： 夜晚，宝宝常常在吃母乳时打瞌睡，虽然这对他来说很舒适，但就长远来看这不是一个好习惯。试着培训有规律的哺乳习惯，记住：不规律的哺乳常常导致不规律的睡眠！试着让父亲在晚上照顾他，即使一开始宝宝会有些不愿意，但父子俩最后一定能达成默契。而且，这有助于加深父子感情（当他们在一起时，您可以出去走一走或洗个澡）。如果宝宝能在晚上入睡前保持几小时的清醒状态就更好了（这几小时内不要喂奶，除非他马上就要入睡）。开始改变入睡时间时，例如目前是凌晨3点入睡，可以调整到凌晨2点。然后，每隔三四天把入睡时间提前约30分钟。如果宝宝已经能够在午夜或11点时入睡，那就先保持一段时间不变（约1~2周），然后再继续把他的入睡时间向前调整。

2~4个月大的宝宝

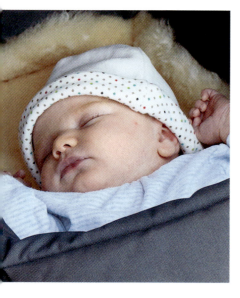

父母总想知道宝宝每天到底应该睡几个小时。对于不到 3 个月大的宝宝，这里没有明确答案，因为不同年龄的宝宝，睡眠习惯有很大差异。并且，许多宝宝经常处于浅睡眠或半睡眠状态，这些时间通常不计入睡眠时间。让人不解的是，宝宝在以这种方式"睡觉"时，还会时不时发出一些声响。

两个月大的宝宝

比较肯定的一点是当宝宝长到两个月大时，他的夜间睡眠可以持续 8 小时左右。但是由于宝宝年龄尚小，我们可能弄不清他的夜晚睡眠时间是何时开始和结束的。例如，在晚上的 8 小时睡眠期间，您的宝宝也许会因为饥饿而醒过来 2～3 次。您可能因此会选择在床上给宝宝喂奶，尤其是采用母乳喂养的妈妈。不过，这会导致宝宝早上的小睡时间在您怀中进行，使他不知道白天何时开始。也可能，宝宝在早上七八点自己醒来，醒 20～30 分钟后再次入睡，直到早上 10 点左右。这样，宝宝会觉得一天是从早上 10 点左右开始的。这些情况都会导致宝宝晚上入睡的时间越来越迟，白天的小睡变得非常不规律。

您的宝宝需要明确的信号以辨别白天何时开始，例如，何时打开电灯、拉开窗帘，何时人们开始交谈、走动或离开卧室。我建议妈妈以较大的动静起床，用一种特别惹人注意的方式开始新的一天。但您也得注意给自己留足睡眠时间。

如果您累了，可以在宝宝白天的第一次小睡时和他一起躺下。这是一天中弥补睡眠的最好时机，因为宝宝通常在这一时间段最为安静。如果您在下午睡觉，很有可能会影响晚上的睡眠。

两个月大的宝宝的典型睡眠苏醒时间表

这么大的宝宝，通常在晚上睡5小时后，需要您在凌晨4点半起来给他喂奶。然后他会再睡2小时，之后再醒来，再次需要吃奶。接着，他再睡1小时直到早上8点，这时他的一天就开始了。

在宝宝第一次小睡前，最好让他保持1～1.5小时醒着。然后把他放在另一处让他小睡，总之不要让他白天和晚上的睡觉地点相同。如果他只有一张小床，您也可以改变一下小床周围的环境，以创造出明显的"白天入睡"环境。打开一盏小灯或收音机，让宝宝背对着灯或收音机躺着；给他盖上毯子而不是换上睡衣。随着宝宝逐渐长大，他的小睡间隔会越来越长——最长的清醒时段应该安排在晚上入睡前，那时他能醒2～2.5小时。早上的小睡时间可以长些，其后的小睡时间应缩短，这有利于宝宝晚上入睡。

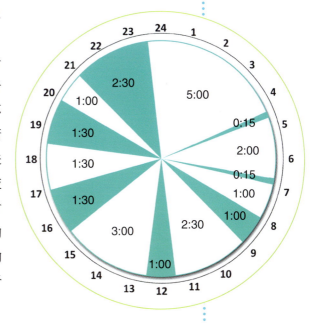

安抚哭泣或腹痛的宝宝

宝宝的啼哭会对您造成很大影响，您必定想方设法去应对。要知道，哭是宝宝会说话前的一种表达方式，所以您要试着去理解宝宝哭声的含义。

宝宝哭的原因有很多，根据他想表达的意思，宝宝的啼哭方式也有所不同。同样，面对不同的对象，他的哭声也不同，例如，您在的时候，他会哭得更可怜。也许他和奶奶正高兴地玩着，但当您回到家，他就开始大哭起来，似乎发生了什么可怕的事，可实际上，宝宝只是在说"想妈妈了"。一些宝宝喜欢号啕大哭，另一些宝宝则喜欢小声呜咽。所有这些都会深切地影响您。

宝宝为什么哭？您首先会想到，他要么病了，要么饿了。排除疾病导致的哭泣尤为重要。当宝宝的啼哭不同寻常，或音调改变，或在通常不会哭的情况下哭了，都要引起父母的重视。除了疾病和饥饿，宝宝还可能因其他很多因素啼哭；多数时候，啼哭的原因都比较明确，您很清楚如何应对。

如果宝宝每次哭的时候您就喂他，宝宝会认为，不管自己是否饥饿，吃奶是妈妈给予的安抚。之后，您就很难有机会了解宝宝哭的真正含义了。而且，您的乳房会被宝宝当作安抚奶嘴。从长远来看，被当作安抚奶嘴是一件很不幸的事，因为您的宝宝总想随时控制它，并且离不开它。

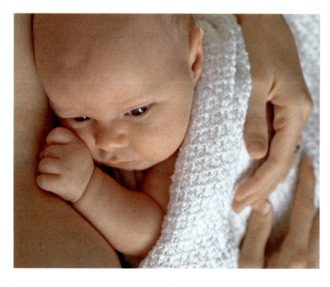

把灯光调暗，降低各种噪声，然后抱着宝宝坐下，让宝宝的胸部贴着您的胸，给他包上毯子。安静地坐着，尽量不要打扰，最多轻轻地抚摸几下他，或小声说话或轻唱，在用手掌拍他时要保持一定的节奏，拍宝宝的后背（确保力度非常轻，不要发出声音）。别摇动他、抱着他走动或猛然站起

该怎么办

安慰宝宝的方法有很多，不要每次都想到喂奶，环境和宝宝本身的因素都决定着安抚方式。绝大多数婴儿都不愿意被紧紧包裹住，家长用力地拥抱也会使他烦躁不安。有些宝宝，包括那些对很小的刺激都十分敏感的小家伙，他们很不乐意被家长抱得紧紧的；那些性格活跃的宝宝甚至会因为一点点束缚而烦躁。当这种类型的宝宝上演哭剧时，您最好让他躺在床上或沙发上，把灯光调暗，拿一件他比较喜欢的玩具放在面前，让他保持安静并轻轻地哼一首小曲，您最好别抚摸他或对他说话，但要让玩具在宝宝的视线范围内。

通常，安慰幼小婴儿的最好方法是静静地坐在某处，抱着他轻声地哼小曲。

像流水、风扇的声音，有时可替代安慰宝宝时哼唱的小曲，确保声音不要太强。然而，您可不要过度依赖这种声音安抚宝宝，因为宝宝可能会总想听这些"机器语言"。

除了我上面讲到的内容，有些宝宝可能还需要更多的安慰，如有人在屋子里围着他跳舞，时不时把他抛上抛下，但是，您尽量不要用抛、摇或其他幅度比较大的动作。因为抛和摇的确会使宝宝感到片刻的舒服，宝宝由此感到紧张和兴奋，然后可能会希望您频繁地抛他。我们安抚宝宝的主要目的是让他安静，止住哭声。

宝宝啼哭的常见原因

周围环境过于嘈杂，他需要安静和独立空间。

他饿了。

他累了或感到孤独，想让人抱他。

他随食物吞下了气体，想吮吸安抚奶嘴或希望有人揉揉他的肚子。

他想通过啼哭来改变情绪。

他想换尿布了。

他只是心情不好。

他病了。

腹部绞痛

如果您家宝宝久哭不止，您最好带他去医院做一次彻底检查，或许某种疾病是导致他久哭的主要原因。和大多数爱哭的婴幼儿一样，如果您家宝宝也久哭且病因不详，那么他很可能是患了"腹部绞痛"。

同样是腹部绞痛，您家的宝宝可能和其他婴儿的表现有所不同。有些得了腹部绞痛的婴儿会在每天特定的时间啼哭，一般是在傍晚或前半夜，持续时间也是一定的，例如从晚上8点到凌晨2点。另一些婴儿不是在特定的时间啼哭——他们几乎一直在哭。

我们目前还不清楚到底是什么引发婴儿如此异常的啼哭。其原因可能多种多样，但最可能的原因是某些器官或系统发育不协调，或许是消化系统，或许是不能很好地处理各种环境刺激。有些腹部绞痛的宝宝，他们的胃部肌肉会出现收缩，腹部变得扭曲。这种婴儿就属于那种在一天中特定时间啼哭的类型。那些对刺激十分敏感的宝宝或疾病康复期的宝宝会更加频繁地在任何时候哭闹。

随着宝宝长到3～5个月大，大多数腹部绞痛症状便会消失。由此可以看出，腹部绞痛的原因确实与发育有关，随着宝宝逐渐成熟，这种病症就自然消失了。

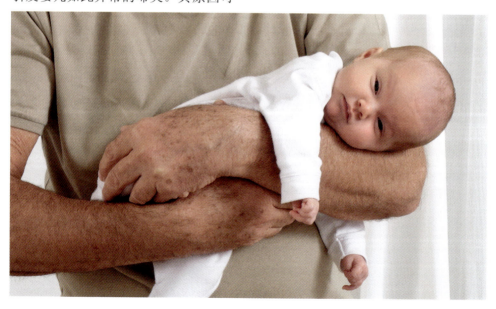

腹部绞痛该怎么办

想要安抚一个腹部绞痛的宝宝是相当困难的。通常，比较有效的手段包括摇动、抛接以及其他方法。但要始终记住，这些方法的使用都不要过于猛烈。有些宝宝特别喜欢被摇来晃去，虽然抛接、摇动能让宝宝暂时忘了疼，但最终不适感会被延长。尽量用比较温和的方式安抚宝宝。

同时，避免频繁地给腹部绞痛的宝宝喂食。许多腹部绞痛的宝宝在发病初期总频繁地想吃奶，如果您频繁喂奶，并且还是用奶瓶喂，那您的宝宝就可能呕吐，会更难受。如果您用母乳喂养，肯定知道初乳和成熟乳是略有不同的。初乳是一种比较甜的乳汁，成熟乳则含有更多的脂肪。由于初乳比较甜，过量摄入会加重宝宝胃部的不适感。最好在宝宝腹部绞痛结束后喂他。然而，由于腹部绞痛的发病原因尚不清楚，安慰不同宝宝的方法也不尽相同。在找到最佳安慰方法之前，您可能需要做多种尝试。

当照顾那种情绪焦躁且久哭不止的宝宝时，有一点非常重要，那就是让其他人也加入照看宝宝的行列中。如果您家宝宝精力旺盛，毫无疑问您将被他弄得精疲力竭，尤其是遇到一个爱在晚上大哭的宝宝。谁也不可能没日没夜地工作而不休息，大哭不止的宝宝将使您失去信心和耐心，充满无助感。

虽然再苦的日子也会有结束的一天，但这可能成为您生命中无法忘记的痛苦。即便宝宝的腹部绞痛有了好转，您也可能需要很长时间恢复体力。和其他父母一样，您会一门心思地投入这份工作，并且向别人证明您可以照顾好宝宝。这对您自信心的提升十分重要。但是，渐渐地您会发现，向别人寻求帮助或接受别人的帮助都变得很困难。当这种情况越来越严重时，您会累得不行，睡不好觉，信心骤降。

如果您的宝宝很爱哭，您得意识到，在最初的几个月建立一个亲友团非常重要。这也是应对困难的合理方式，因为你的家人会更有经验，在接受帮助时您也不要失去自信。

朋友和家人的支持是不可或缺的。那些为您提供帮助的人也需要明白自己的角色是支持您、协助您照看宝宝，而不是提供一些非您所需要的建议。他们的帮助应限于在您需要时，花1～2小时照顾您的宝宝，让您有机会恢复体力和精力。

夜间进食

对于年龄较小的婴儿（小于3个月），如果他在晚上很早就入睡，我建议您让他吃一顿"午夜餐"，也就是说，在您上床睡觉前给宝宝喂奶。例如，如果您的宝宝在晚上八九点就入睡了，那么您就要在您睡觉前（例如晚上11点或12点）喂他一次。轻轻地把宝宝抱起来，喂奶时不要把他惊醒，等他吃够了再缓缓地将其放回小床上。这种方法适用于那些比较听话且习惯在晚上很早入睡的宝宝。如果不给他一顿"午夜餐"，您的宝宝很可能在半夜被饿醒，因为这么小的婴儿无法空腹度过漫漫长夜。

宝宝约4个月大时就可以开始逐渐停止夜间进食。

2～2.5个月大早睡的宝宝

这种宝宝在晚上8点多就入睡，晚上11点在睡眠中吃奶。当他在凌晨4点醒来，可以再次喂奶。然后他再次入睡，早上6点半醒来准备开始新的一天。早上8点到10点，他有2小时的小睡时间。上午11点半到下午3点，小睡3个半小时。最后，在下午5点到5点半，他短暂地睡上半个小时。

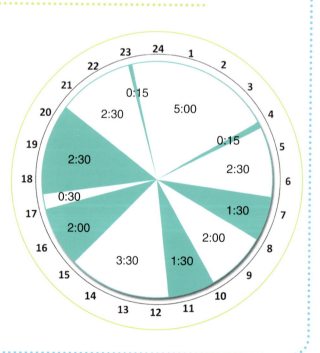

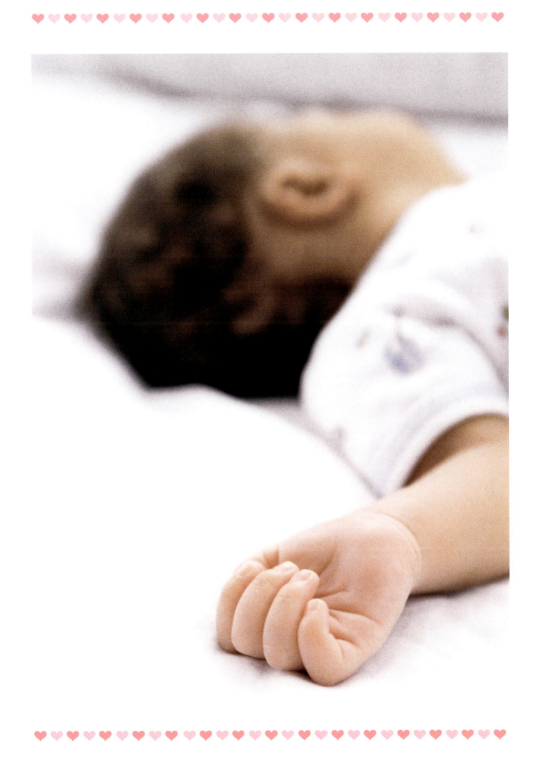

另一方面，"午夜餐"对于年龄稍大（比如5个月大）的宝宝来说并不都适合，特别是那些不知道为什么，突然要求从每晚2次进食（凌晨3点和5点）增加到每晚4次（晚上12点，凌晨2点、4点和6点）的宝宝，这种情况在有些婴儿身上时常发生。在这种情况下，您就千万不要贸然停止其他时段的喂食而选择只给他"午夜餐"。2个月大的宝宝和5个月大的宝宝毕竟有明显差异，我们得区别对待。与年幼的婴儿相比，年长的婴儿有更多的自主需求，而年幼的婴儿只能根据父母的安排休息和进食。

那么宝宝何时才能成长到不再需要午夜喂食呢？一般来说，到四五个月大时，宝宝对午夜进食会越来越不感兴趣。父母就不要再鼓励宝宝在午夜吃奶，逐渐减少喂奶量，接着，时不时地停止午夜喂食，观察宝宝在夜晚不进食的情况下能睡多久。

3～4个月大的宝宝

当您的宝宝3～4个月大时，他的睡眠习惯将变得更有规律。通常，他会在晚上睡9～10小时，其间需要进食时醒来1～2次。然后，宝宝会在早上保持1.5小时醒着，这样他就能感觉到白天已经开始了。这个年龄段的大多数宝宝会在白天小睡3次，不过不同宝宝的小睡时长也不同。您家宝宝的小睡习惯可能是一次长的，两次短的，也可能3次小睡时长基本相等。理想的情况是，最长的清醒时段要在晚上入睡前；白天的最后一次小睡应最短，而且随着年龄的增长，这次小睡的时间应越来越短，直到最后完全取消。

对于这个年龄段的宝宝，凌晨的喂食应尽可能向后推迟，比如，到凌晨5点左右。同时，宝宝白天的最后一次小睡应尽量缩短，以便能早一点把宝宝抱上床，为夜晚入睡调整气氛和情绪。宝宝们通常都有自己的节律，所以，您要清楚哪些改变可以帮助宝宝形成更好的生活规律。例如，宝宝在早上7点进食以后，我们可以阻止他马上躺下睡觉，鼓励他多醒一段时间；也可以减少宝宝白天最后一次小睡时间，这对他来说是很有好处的。否则，宝宝的夜间进食次数可能会由1次增加到两次，甚至达到3次或更多，宝宝夜间的睡眠时间也会越来越少。

这位宝宝从晚上10点睡到凌晨4点，这时他醒来吃奶，然后一直睡到早晨7点多。接着到了白天，他会醒上1.5小时，然后有两次较长的小睡和一次稍短的小睡。第一次小睡从上午9点到中午11点多（约2小时）。第二次小睡是从下午1点到3点（约两小时）。第三次小睡从下午5点半开始，持续1~1.5小时。然后，这位宝宝在晚上7~10点间保持醒着。

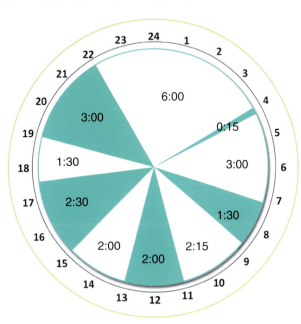

影响睡眠的生长发育因素

从宝宝出生那一天起，他的自我形象就开始在脑海中逐步形成并发展。一开始，宝宝会认为他是母亲的一部分。和大多数婴儿一样，您的宝宝会逐渐把您和他自己区分开来，而整个过程可能完全不会引起您的注意。慢慢地，宝宝开始意识到他是一个独立的个体，而您是另一个独立个体。然而，对于那些大多数时间都和母亲待在一起的宝宝来说，这种意识的产生会更加缓慢。如果您的宝宝长时间不能意识到他和您的不同，那么他将在您面前表现得很自私，似乎您所做的一切事都得按照他的意思。为了让宝宝学会区别自己和他人，最为有效的方法是让其他人参与照顾。首先，您的宝宝应该有两个主要的照顾者，这两个人一般就是父母。接着，让越来越多的人参与到照顾宝宝的行列中，以便扩大宝宝的认识范围，这些照顾者必须是宝宝信任且允许照顾他的人。

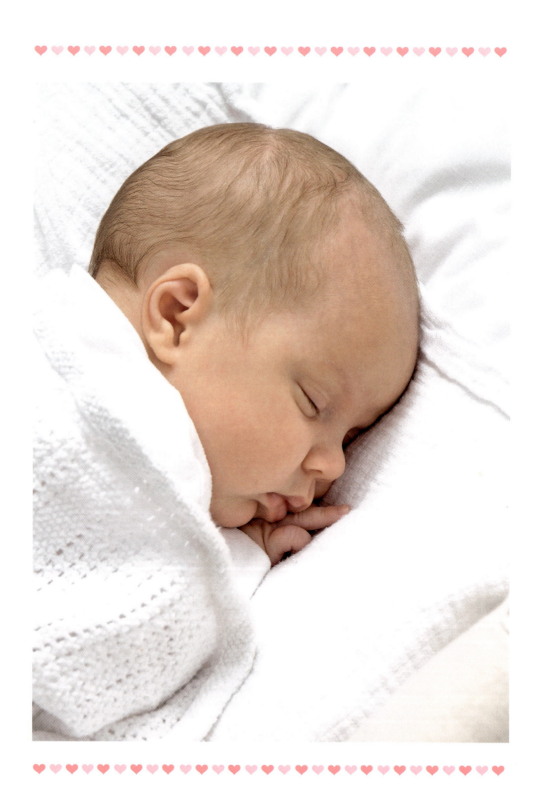

如果您把大量的时间都花在和宝宝待在一起（不论因为您是单亲还是您的伴侣经常忙于工作），您一定要看看是否有其他人（爷爷、奶奶、叔叔、姑姑、朋友或保姆）经常上门拜访，可以时不时地让他们临时代您照看一下宝宝，这样您就有时间休息。如果您的宝宝非常小（不到3个月大），那么这个偶尔的照顾者最好为同一个人。然后您就可以出去散步或购物，或只是休息放松一会儿。如果在您离开的这段时间宝宝一直在哭，您不必担心会有什么大碍，最好让照顾者抱着宝宝坐在舒适的椅子上，并放一些轻音乐。

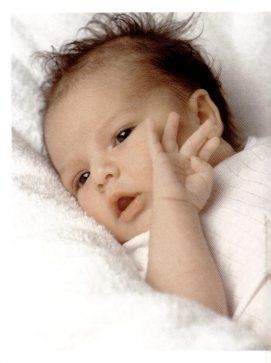

有些父母担心，如果教会宝宝独立意识，亲子之间的亲密关系会由此破裂。这种担心是没有事实根据的。紧密的依恋关系并不取决于母子相处时间的长短，而是取决于一种让宝宝感到安全且信任的照顾方式。这样照顾宝宝，他就会更加依赖照顾他的人。

当宝宝三四个月大时，您最好已经完成对他基本睡眠习惯的培养，如何时何处上床睡觉。通常，这种习惯的培养最好在宝宝三四个月之前进行，之后再想培养就不那么容易了。

宝宝到了三四个月大时，您会注意到，宝宝对某些事物的抵抗情绪更明显。他开始介意谁把他抱到床上，谁为他做这样那样的事情。他可能渐渐怕见到陌生人，或者是戴眼镜的人，或者是有特殊外貌特征的人。宝宝好像在说"很多事物都变了，我喜欢所有的事物都和以前一样。我不喜欢改变"。其实，您不必为此感到担忧，这种情况很正常，不需要为此寻找特殊的应对方法。

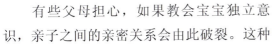

母婴之间强烈的依附关系并不是因为母亲是宝宝的唯一照顾者。

阿娜的回复

我们家有3个孩子——一个17岁的女孩，一个12岁的男孩和一个4个月大的宝宝。宝宝非常幸福快乐，她从不生病，而且体重在平稳地增加。直到现在，她的睡眠等各方面都很好。她一直很活泼，不论是我们还是她的哥哥姐姐抱她，她都非常乐意。如果让她一个人待着，她会很快变得不高兴，所以我们从不让她独处太久。

但最近几周，晚上入睡成了一件令人头疼的事。和以往不同的是，她不愿在吃母乳时入睡，不管我们做什么她都一直哭。我们什么办法都试过了，有时把她放到车里开出去兜一圈，有时把她放到婴儿车里推出去转悠（我不知道晚上11点，当邻居看到她父亲抱着她在街上散步时会怎么想）。我们做什么不要紧，但常常要花上约两个小时才能让她入睡。有时，她会打20分钟的瞌睡，但过一会儿一切又从头开始了。直到午夜，她终于睡着了，而且整晚都睡得很香。她会在夜间醒来一两次吃母乳。以前，她常常在晚上9点半吃母乳时安静地入睡。我们把她放在她的小床上让她继续睡。白天，她也变得更加烦躁不安，很难让她安静下来。以前我带她出去散步时，她常常会睡着，但现在婴儿车一旦停下，她就会醒来。我们也带她看了医生，但没发现任何问题。

恳请您给我们提些建议。

您家宝宝行为变化的原因有以下3个：

一是白天睡眠时间不合理。虽然您在信中没提她的小睡，但宝宝晚上睡得很迟，这可能严重影响她白天小睡的规律。

二是性格。您说她高兴愉快，还说她活泼且喜欢让自己忙个不停。父母通常很喜欢这样的宝宝，并总是积极地配合她。您很可能在晚上抱着她来回晃动。虽然这样做她会变得情绪高涨，但也会让她感到烦躁，并不能改善她的睡眠。您的初衷是让她安静下来，但这种刺激过于强烈了，即使能阻止宝宝啼哭，也不能真正使她安静下来。

三是她还没学会自我安抚。不论是白天还是晚上，宝宝都要学会独立入睡。不然，不仅宝宝白天的小睡会越来越不规律，晚上也会时常醒来。

我要再次强调以

上3个问题并告诉您应该怎么做。

睡觉时间的选择：您应该制订一个计划去安排她何时睡觉。早上，她应该在特定的时间醒来，比如8点钟，然后，应有两小时的时间不睡，直到上午10点。到了下午6点，她会从一天的最后一次小睡中醒来（如果她一天睡3次小觉）。到了晚上10点，她就该准备夜晚的睡眠了。在开始时，要想扭转宝宝的睡眠习惯，记住这4个关键时间点十分重要，即早上醒来、第一次小睡、最后一次小睡醒来，以及晚上上床睡觉的时间。到后面，如果您觉得合适，可慢慢地把这些时间点向前移。

改善宝宝的性格：她是一个活泼的宝宝，当有些事她办不到时，她会需要您更多的帮助。您需要把她训练得更有耐心。例如，当她想要某样东西时，您可以故意拖延一两分钟。

如果您正在接电话，您可以不紧不慢地先完成手头的事情，然后再去帮她。让她和您待在同一个房间，这样您做什么她就能看见。如果她很无聊或抱怨您没有照顾好她，您也不必立即回应。另一方面，您应该满足她正常的活动以及锻炼的需求。您可以让她趴在小垫子上，以便她能学着照顾自己。您可以每天这样做2～3次，每次10～15分钟。当您和宝宝待在一起时，不要经常抱起她，可以给她展示一些玩具或其他有趣的东西。宝宝希望自己更强大，为了学会做更多的事，她需要大量训练。如果她生气了，没关系，因为怒气能够转化成能量使她更快地学习新东西。

让宝宝学会自我安抚：通常，白天的第一次小睡是她最不安分的时候。您要把她放在她平时睡觉的地方，让她学着自己入睡（逐渐减少对

她的摇晃）。把宝宝放在婴儿车或放在摇篮里也行，她都能安然入睡。接着，选择几天或几个晚上，让爸爸抱她上床。我之所以建议让爸爸承担这项任务，是因为您家宝宝很活泼，而且她很可能相当自信。同时，我建议您不要急于按照第60～61页的步骤进行。建议您从步骤12开始。在她睡觉前，您需要离开屋子。爸爸应遵循宝宝平时的入睡习惯，如拉下窗帘，关掉电灯，拥抱她一会儿，给她轻唱一首歌（歌曲常常是同一首）。然后，爸爸把她放到小床上，坐在她旁边，每隔几分钟安抚一下她，直到睡着。虽然一开始，她可能会花两小时并且大哭不止，之后才能进入梦乡，但情况会一天天好转。爸爸应该严格地，甚至说机械地按照计划进行，这才能使整个训练过程尽快结束，之后她就能安然入睡了。

我想把我家宝宝现在的情况告诉您。我们已让她习惯在下午6点以前结束小睡。以前，她一天中的最后一次小睡很晚才开始，这可能是影响她睡眠习惯的主要因素。后来，爸爸接管了放她上床睡觉的工作。令我们感到惊喜的是，第一个晚上她几乎没哭。爸爸把她放到床上后便静坐在她身旁。接下来的两个晚上情况还是一样。她几分钟后就睡着了。然后，再接下来的晚上，她坚持了40分钟不入睡，我们以为此方法开始失效了，但她的爸爸很有决心，他仍坚持按照您的要求做。我不得不在客厅里捂住自己的耳朵。接下来的一夜，她同样有些抵触，但时间不是很长。从那以后，一切都变得好多了。她的爸爸依然每天把她抱上床并陪在她身旁，持续了两周。我们不敢做丝毫改变，因为在第10个晚上，我试着抱她躺下入睡，她哭了整整1小时，因此，她的爸爸又一次接替了我。

在白天，她已经适应了我们对她的要求故意拖延，但显然她仍有些不乐意。她经常哭并且声音很大，但我很快找到了应对方法。白天，她的睡眠状况非常好。通常，她根本不需要我们摇她就能独自入睡，除了第三次小睡，而这次小睡时间已变得很短了。其他两次小睡她表现得很棒。通常，这两次小睡时间都是两小时，第一次小睡有时会更长些。

阿娜的回复

还有一件事我要指出。我让您在宝宝白天烦躁不安时，不要急于安抚她，而是让她稍等一会儿，这与宝宝在晚上睡觉时需要你帮忙的情况相似。当然，您应该对宝宝的哭叫有所反应，但最好慢些行动。把下面这些事情做好有助于宝宝学会独处，例如，当她在地板上玩耍时，您躺在她身边，并让她看些东西或给她唱歌。您可以赞扬她所做的，但不要转移她的注意力。别给她太多机会利用啼哭得到她想要的东西。

如果您想亲自抱她上床睡觉，您可以让她的爸爸站在旁边，她不会过于抵触您，毕竟您也曾经陪伴她入睡。如果宝宝实在不愿让您陪她睡觉，您可以等15～20分钟后让父亲接管并完成这项工作。这样，当她再次看到你们俩在她睡前同时出现时，她会很自觉地知道自己该做什么了。

3年前，我们带着1岁的儿子曾拜访过您，现在他已经4岁了。让他睡觉可真不容易，因为情况稍有变化，就会扰乱他的睡眠，还会立刻影响到他整天的心情。如果他半夜醒来，就很难再次入睡，而且第2天他会显得非常烦躁。

4个月前，他的妹妹出生了。前3个月，她的睡眠情况非常好，不过最近几周，她在夜间频繁地醒来，甚至一晚多达10次。她在夜间醒来后又能很快入睡，通常只需给一个安抚奶嘴就足够了。她在夜间只进食一次，第2天早上她会快乐地醒来，且精力充沛。白天，她睡得很好，不论是白天小睡还是夜晚入睡她都不需要帮助。我们从一开始就培养她的睡眠习惯，而且建立了明确的睡眠日程表。她甚至比她哥哥更能抵抗外界干扰。在她2个月大时，我曾带她去国外短途旅行，而她表现得十分平静。

为什么她现在会出现睡眠问题？我们好像就不能有一个睡眠好的宝宝，而且我们还担心她会在晚上吵醒哥哥。她的哥哥睡在另一个屋子，如果她大哭就会把哥哥吵醒。我们是哪里做得不对了？

阿娜的回复

对于已经有一个睡眠质量差的宝宝的父母来说，担心下一个宝宝出现同样的情况是很正常的。当您的小女儿开始在夜间变得吵闹好动（这在4个月大的宝宝中时常发生），您便会越来越多地安抚她，主要是担心她会吵醒她的哥哥，从而引发其他问题，而这样积极的响应毫无必要。

看看您是如何回应的：您应好好反省自己在晚上是如何回应宝宝的，然后把这些回应减少一半。您很可能没有意识到，您给她提供的帮助可能太多了，尤其是当您担心她会吵醒哥哥时，您过于急切地想阻止连锁效应的发生。

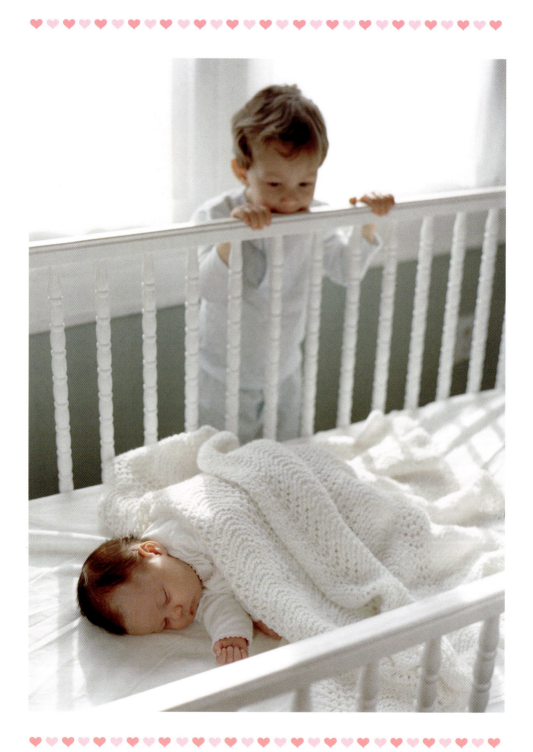

不要立即跑过去帮助宝宝，尤其是在前半夜。不要在夜间毫无规律地给她喂食，特别要避免她在入睡后不久就再次进食。之后，您可以渐渐把她夜间进食的时间向后推迟，直到她安睡一整夜，最终把再次进食时间调到早晨。

看看您在帮助她之前的等待时间是否越来越长。多数情况下，宝宝在夜里不会很吵闹，只是稍稍翻滚几下，然后自己又再次入睡。她曾经可以在晚上独立入睡，也睡得很好，所以您做的这些改变很快就会有效果。当您刚开始实施这项新的计划时，可以将儿子交给爷爷奶奶或其他亲戚照顾两三个晚上。这样能有效减少您的工作量和心理负担。

别责备您自己，您要认识到，儿子睡得不安稳，这是其天性使然。当他还是个婴儿时，您做得也很对。然而您可以试着去了解他能忍受什么、可以做什么。然后，渐渐地，他会开始适应常规生活发生的细微变化，比如偶尔让他在爷爷奶奶的房间（或其他他喜欢的地方）睡。

父母回信

非常感谢您提出的建议。我们想让您知道现在的情况。儿子在周末由爷爷奶奶照顾，我们家的小女孩睡得更美了，即使我们不常管她。不过当她哥哥回来后，她又开始在夜间频繁醒来，所以我们觉得，她的睡眠质量与哥哥的出现有关。有时为了避免麻烦，一旦看到哥哥在屋子里转悠，我们便很快跳下床去关照小女儿。

扰她。我想再给您提一个建议，这在一些有类似困扰的父母中起到了很好的作用——在要睡觉时，以最快速度把您的小女儿抱到她自己的房间，尽可能地让她的床和父母的床距离远一些。这样，她可以在自己的床上随心所欲地翻身，不受任何人的限制。晚上也可以在两个孩子房间之间的过道里放一首轻音乐，这样能减少孩子间的相互干扰。

阿娜的回复

当儿子不在家时，您的响应速度会变慢，因此，女儿在睡觉时就有更多的自立空间。她不论是在床上翻滚或是发出声音，您都不会立即干

5～8个月大的宝宝

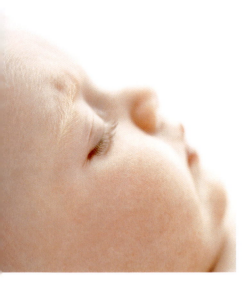

现在您家宝宝长大些了，性格变得更加稳定，他已经准备好减少甚至停止夜间进食。不过前提是您得给他一点儿帮助。对于这么大的宝宝，他白天的小睡次数应从3次减少到两次。

夜间进食

当宝宝5～6个月大时，您需要逐渐减少他的夜间进食次数。通常5～6个月大的宝宝的体重至少7～7.5公斤。他们能在不进食的情况下睡一整晚（大约10～11小时）。有些宝宝可能会更早停止夜间进食，这完全正常。最好逐渐延长宝宝每餐的时间间隔，减少进食的次数，直到夜间只吃一次。有些宝宝能自动养成这种习惯；而另一些宝宝则需要父母的帮助。为了取得这种效果，您应尽量延迟宝宝晚餐的时间。

如果您的宝宝在夜里醒来要求进食，您应想办法拒绝。但也不是绝对的，即使宝宝已经停止了夜间进食，有时在夜里加餐一次也是正常的。

白天的小睡

在宝宝5～6个月大时，白天的小睡次数通常已经从3次减少到两次。决定宝宝白天睡多少次的关键因素是他能保持多长时间醒着，尤其是睡了一整晚后早上刚醒来的那一次。一个每天早上醒来后能坚持1～1.5小时不睡的宝宝，他每天需要3次小睡。一个每天早上醒来后能坚持2～2.5小时不睡的宝宝，他每天只需要两次小睡。

成功减少小睡次数后，宝宝可能在晚上需要更早入睡，而且夜间睡眠时间会更长。

这位宝宝从晚上9点睡到早上7点，其间只在大约5点钟醒来进食。他白天第三次小睡时间仅为半小时（从下午5点开始），而且他会很快停止第三次小睡。

如果您不清楚您家宝宝是否应该减少小睡次数，那么请看以下3点：他的第三次小睡时间是否已经很短（不到半小时）；您是否很难让宝宝进入小睡；或者是否您家宝宝的小睡时间越来越靠后，以致影响他晚上入睡。如果以上3条都符合，您就应该改变宝宝的小睡习惯，把第三次小睡取消。当您家宝宝已经习惯每天只进行两次小睡后，他可能偶尔还需要第三次小睡，比如在他前两次小睡时间比较短的情况下。

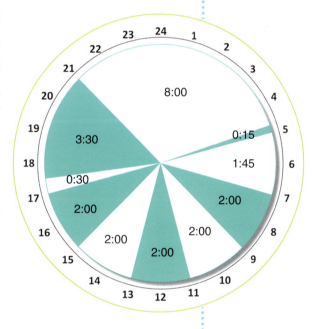

安抚一个精疲力竭的烦躁宝宝和安抚一个不够累和困的兴奋宝宝一样不容易。

假设您的宝宝早上7点起床，让他的第一次小睡在9点半—11点进行；第二次小睡在下午2—4点进行；晚上8点睡觉。如果有一天，他第二次小睡时间比较短，在下午2点半就醒了，那么这一天他就需要第三次小睡。然而第三次小睡应该尽可能提前，以避免影响他晚上的睡眠时间。但如果您家宝宝的第二次小睡在下午3—4点醒来，可以让他在晚上睡前始终保持清醒。但是，如果让宝宝在晚上入睡前玩耍太长时间，也不是件好事，因为宝宝会变得过于疲劳。安抚一个精疲力竭的烦躁宝宝和安抚一个不够累和困的兴奋宝宝一样不容易。对于5个月大的宝宝来说，最好让他在晚上入睡前3.5~4小时内不要睡小觉。

6~7个月大的宝宝每天小睡两次的典型时刻表

这位宝宝每天早上9点有一次1.5小时的睡眠，下午1点再有一次两小时的睡眠。

对于每天只睡两次的宝宝来说，这两次睡眠时间可能相同，也可能不同。我们没有必要知道宝宝如何区分两次小睡的时间。随着年龄的增大，大多数宝宝都会同时缩短两次小睡的时间，做好完全停止小睡的准备。通常在8~9个月大的宝宝身上时常发生小睡时间缩短的现象。

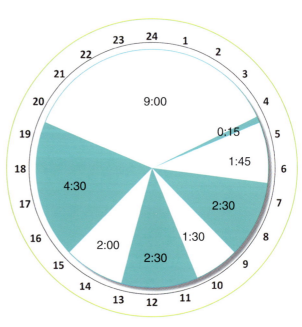

影响宝宝睡眠的生长发育因素

改变宝宝所处的环境以及周围的事物、开始让他吃固体食物，这些都影响着宝宝的睡眠质量。同时，他不断增强的自我意识对您来说也是一种挑战。

认知能力的发展

在宝宝5～6个月大时，他们开始有了更强的自我意识，总想得到更多，希望周围的一切都按照自己的意愿行事。更常见的是，这个年龄段的宝宝还会要求晚上睡觉的环境保持不变。例如，如果宝宝在吃奶时睡着，当他在半夜醒来时，会要求继续吃奶。接着，他会越来越频繁地要求在夜间进食。

这个时期的宝宝也会选择让谁抱他上床睡觉，谁在他半夜醒来时安慰他，由谁为他安排与睡觉有关的活动。婴儿总会坚持让同他在一起最多的人照顾他。他也知道只有妈妈能够给他喂奶。在这个阶段，您的宝宝越来越在意谁来照顾他，以及怎样照顾他。当然，应该让他明白家长们不会无限制地满足他的愿望，即使他希望母亲来照顾他，也并不意味着母亲总会答应他的要求，父母应该有自己的立场。

运动能力的发展

在5～8个月大时，大多数宝宝都学会了坐起以及在地板上爬行。有些宝宝已经开始满屋子爬，甚至有些发育较快的宝宝已经能够初步学会站立。当他们晚上被放到小床上时，也会不安分地滚来滚去。有些宝宝甚至还会形成一种新的能力，那就是睡觉时处于半清醒状态。

当宝宝在床上入睡后乱动时，您千万不要试图阻止他这种行为，他需要学会自己找到一个舒服的睡眠姿势。您肯定不愿让宝宝觉得，每次他睡觉翻滚到其他位置时，都会有人把他抱回原位并安抚他再次入睡（除非您希望整年都为宝宝提供这样的服务）。如果宝宝确实需要您把他放回原位，以便再次入睡，那么您的动作千万不能太大。如果宝宝的安抚奶嘴掉了，您应该把它放回他嘴里，但如果宝宝把盖在身上的被子踢掉了，那就不用管了，不必拉回来把他盖住。从这个时期开始，大多数宝宝在睡觉时，喜欢把毯子压在身下或放在旁边，这样他们的手就可以抓捏东西。如果您担心他会着凉感冒，那么在他睡觉时，给他穿上厚袜子以及暖和的睡衣。

开始吃固体食物

宝宝在这个时期的饮食发生了巨大变化，他们开始吃固体食物，而且食物的种类越来越多。大多数宝宝第一次尝试固体食物大约在6个月大时（根据最新的研究得出，婴儿在6个月前只能吃奶，但是您也可根据宝宝的需要灵活做出决定）。尽管可以实现在宝宝开始吃固体食物前停止夜间喂奶，很多父母仍然选择了让两者并存。有些宝宝在减少夜间进食次数的阶段很难熬，直到彻底停止夜间进食。这样的宝宝通常具有很强的意志力和决心。如果您的宝宝正好如此，与其渐渐减少他夜间进食次数，还不如直接停止更容易。但是这样做的前提条件是，您的宝宝至少有6个月大。

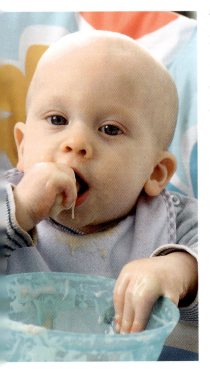

第一次给宝宝喂固体食物时，最好选择在中午，这样您便能判断他是否能够接受这种新的食物。如果他的肚子不舒服，这也只会发生在白天而不是晚上。同样，接下来几天，当您给他吃其他食物时，也尽量选择白天。在他高兴地吃了几天固体食物之后，便可以在晚上喂他，通常在他入睡前1小时左右进食。这不但能鼓励他减少或停止夜间进食，而且使您对停止夜间喂食更有信心。

约3周后，在白天要增加第二次固体食物喂养，通常在正午或午后。

当增加第三次固体食物喂养时，如果您正在给他喂母乳，就在下午喂他固体食物；如果您正在给他喂奶粉，就在早上喂固体食物。因为，宝宝在上午吃母乳，有利于保持您的乳汁持续分泌。当您早上醒来时，您会有足够多的奶让宝宝在上午前两次进食时可以愉快地吃个够。

对于新生宝宝，营养和睡眠紧密相关。他们的生活就是吃和睡。随着宝宝渐渐长大，尽量把生活中的这两个方面协调好，不然它们之间可能相互干扰；夜间喂食被认为是影响夜间睡眠的重要因素。随着宝宝逐渐长大，以及他越来越多地吃固体食物，您应该避免在他睡觉期间给他吃液体食物（母乳或奶粉），这样他就能慢慢地放弃把进食和睡眠联系起来。您可以想象一下您的7～8个月大的宝宝一天吃饭的情景：他应该在白天每次小睡之前吃一些固体食物，同时让他喝一杯水或一杯奶；在每次小睡醒来后，让他喝母乳或配方奶。为了让他整夜安睡，他应该在白天最后一次小睡结束两小时后吃晚餐。然后在睡觉前的30～60分钟内吃一次加餐。

　　如果您不久前才停止宝宝的夜间进食，那么早上您一定不要在他的卧室里喂他，否则宝宝会将早餐和夜间加餐混淆，把早餐当成一次夜间进食。这样做的后果是，您的宝宝将产生疑问——"我是被允许在晚上吃东西，还是不允许？"如果您的宝宝非常固执，他可能会想："如果能喂我一次，为什么不能喂两次呢？"超过五六个月大、重量在7～7.5公斤的宝宝，通常可以停止夜间进食。许多宝宝可以在更小的时候就自然停止夜间进食，他们能欣然接受这种改变。

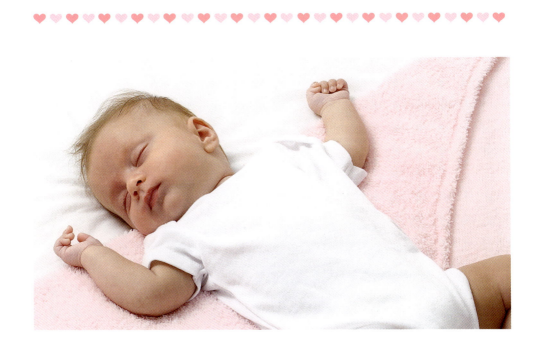

7～8个月大的宝宝典型的进食、睡眠、苏醒时刻表

这位宝宝在早晨7点醒来，然后吃母乳。在进行早上的小睡前，他喝了些粥并再次吃母乳。他再次醒来后吃了一瓶奶粉。下午1点左右，也就是第二次小睡前，他喝了些水，吃了一些蔬菜和水果，醒来后喝了些奶粉。他很快又饿了，在下午6点吃了顿晚餐（拌蔬菜和肉），并喝了些水。晚上8点入睡前，让他喝了些粥，有时会给他吃些香蕉，并让他喝一杯奶。

我们可以在他小睡醒来或早上醒来时，让他喝些奶，在他睡觉前最好让他吃些固体食物。如果在晚上睡觉前，他因为困倦而不愿吃奶，您就有必要稍微改变一下晚上的常规做法，可以在晚饭后（约下午6点半）提前给他喂母乳或奶粉。然后约30分钟或1小时后，他应该喝一些粥（通常只是少量），然后上床睡觉。

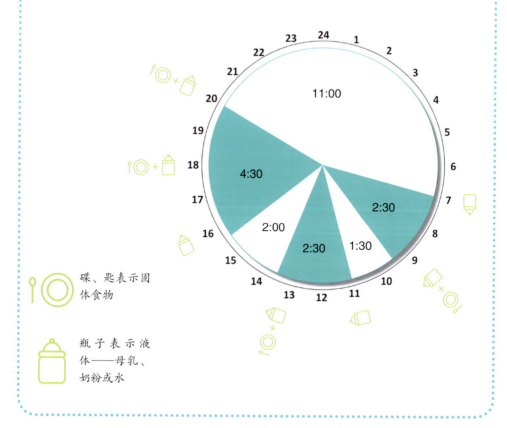

碟、匙表示固体食物

瓶子表示液体——母乳、奶粉或水

虽然他的问题并不严重，但我仍然希望您给我们提供一些帮助。

我家6个月大的宝宝，日间小睡非常令人困惑。我们很难记录下他不规律的睡觉时间。他晚上睡得很好，从晚上9点开始入睡，早上和我们一起醒来，通常在早上8点，但有时会有变化。白天他时而睡时而醒，没有任何规律。我试着让他在下午睡一次，但他仅能睡半小时。他在汽车里睡得特别好。他是我们家的第一个孩子，白天只有我和他在一起，当我们出去散步或开车去他爷爷奶奶家或其他地方，他总会在婴儿车或汽车里睡着。而当我们停下脚步或停车，他马上就会醒过来。晚上我得去上夜校，如果他能按时小睡，白天我就有时间学习一会儿。我并不是为自己的利益考虑，如果他白天不睡觉，就会变得非常怪异。在白天，我可以做一些事使他睡得更好吗？

阿娜的回复

我可以给您提供一些建议，或许能对您有所帮助。首先，您应避免他早上醒来的时间没有规律。如果必要，您可以每天在同一个时间用闹钟叫醒他。同时，您应该让他小睡的地方保持不变，但不同于晚上睡觉的地方。接着，您可按照第101~102页中的睡眠周期表算出他小睡的时间。如果他在早上8点醒来，就在早上10点或10点半让他开始小睡。然后，当他醒来2~2.5小时后，让他在同一地方再次躺下。很可能，他开始时需要3次小睡，最后一次小睡大约在下午5点结束，然后在晚上入睡前有4小时清醒时间。我们希望看到的是宝宝形成一种稳定的习惯——他什么时候醒来，什么时候第一次小睡，什么时候结束最后一次小睡（前提是他晚上睡眠很有规律，且您不去改变它）。

当您帮他养成规律的睡眠节律时，最好避免带他外出，尤其是早晨刚醒或小睡醒来后一两小时之后（因为这时他容易在汽车里睡着）。确保他的第一次小睡在家中进行。

我建议您在他要小睡时不要带他散步或开车出行，最好在他刚从小睡中醒来后带他出去，让他坐起来看看外面的世界。白天，当您把他放到床上准备让他入睡时，可以按照第66页所描述的方法轻轻地摇摇他。

阿娜的回复

您已经开始教她自己入睡，使她减少夜间吃母乳的次数，所以您现在只需继续保持。

温和的方法：您之前的方法比较温和，并且还挺管用。您应该继续当她醒着的时候抱她上床。避免让她在您怀里睡着；如果她在您怀中睡着了，当您把她放到床上时，唤醒她。

您应该看看她白天小睡的时间是否合理。继续用您现在的方法安排她的睡眠，但白天的小睡次数要控制在两次（见第102页）。她早上的第一次小睡有些迟了，没必要一上午都让她醒着。

这样尝试一两周，看看只改变她白天小睡的时间，是否能改善她晚上入睡和夜间的情况。如果情况有所好转，且她夜间醒来的次数越来越少，那就坚持这样做。但如果情况变得更糟，那您就完全停止夜间给她喂母乳。无论白天还是晚上，尽量避免在卧室喂她，这也许有所帮助。

当她晚上刚躺下

当我女儿4个月大时，她通常会在晚上醒来吃一次母乳，然后又能立刻睡着。后来她开始更加频繁地醒来。现在，她7个月大了，每晚醒来四五次，并且每次醒来都需要进食。她总是在吃母乳时睡着。

她约在早晨7点醒来，白天睡得不太多，通常是三四次20～30分钟的小睡。最近，我们已尝试让她在正午睡一次较长的小觉，然后她常会在天黑前睡一次较短的小觉。她现在心情比较愉快，但性格更加倔强，只有妈妈能让她入睡（当她较小的时候，并没有这个问题）。现在，除了喂母乳哄她睡觉，爸爸可以做任何事情。几天前，我们开始在晚上9点左右让她睡觉，那时候她还比较清醒，不过安排她入睡还比较容易。爸爸陪她待在卧室，我睡在客厅。现在，她不会像以前那样在前半夜频繁地醒来。她过去常常每一两小时醒来一次，但自从她爸爸接管她以后，她一晚上醒来两三次，并且比以前哭得少了。如果前半夜醒来，爸爸只要给她安抚奶嘴，她便容易再次睡着。但凌晨4点后，她就不好应付了，我就给她喂母乳。她常常在凌晨6点再次醒来，我会再次喂她。然后从早晨7点开始，她一直醒着。

为了她白天的小睡，我常带着她出去散步。我们能阻止她在晚上醒来吗？

睡觉时，您要减少她睡不着时对她的照顾。您可以静静地坐在她旁边，抚摸她，但不要把她抱起来。紧靠她坐着，让她保持安静，轻柔地拍她的背。

新鲜空气与小睡： 白天抱她散步时，宝宝很容易在摇晃的状态下睡着。当然，您和宝宝都需要呼吸新鲜空气，但最好在宝宝醒着时带她去散步，以便她能四处看看周围的美景。总之，最好让她在静止的婴儿车里睡觉，在她醒来后去散步，而且尽量不要让她在散步时再次睡着。如果她已经习惯在摇晃中睡觉，而其他方式不能使她睡着，您可以循序渐进地帮她改掉这个习惯（见第66页）。

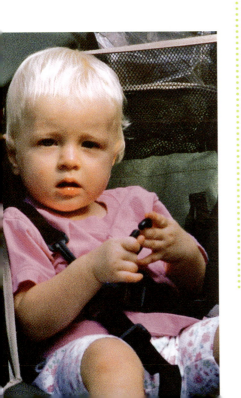

我想告诉您，她的小睡有了很大改进。第一次小睡时不需摇她；第二次小睡时只需稍微摇一下。两次小睡时间都有所增加。中午之前，她能睡两小时，下午睡1个多小时。夜晚入睡也变得更加容易。现在，我们把她放在床上便和她坐在一起。如果只有我一人陪她，她会更长时间地转动、翻身、哭叫。我担心如果不满足她的需求，她会认为我对她不好。但一到早上，她就变得高兴愉快。现在我们仅在凌晨4点和早晨6点喂她，凌晨4点前她一直睡得很好，真是太棒了。但是我们仍然希望完全停止她夜间的所有进食。您能给我们更多的建议吗？

阿娜的回复

大多数宝宝，特别是吃母乳的宝宝会对母亲有更多的需要。并不是因为您做得不对，或是您对她不够好，只是因为您有太多她想要的东西，所以她总是需要您。现在不需要再尝试新方法，只需要像她父亲之前做的那样就行了。这对宝宝来说比较容易接受。

关于夜间进食，您可以选择在某些方便的晚上，例如周末，当她凌晨4点醒来时，让爸爸安抚她，这样您就可以试着把她的进食时间从凌晨4点调整到5点。这是合并两次进食的通常做法。

我家8个月大的宝宝在托儿所只有一次小睡

现在，我家8个月大的女儿遇到了一些困难。曾经，只要到睡觉时间，她就能很容易地进入梦乡。1个月前，她开始上托儿所，所有宝宝都应在中午11点到下午2点间睡觉。她平时习惯在早晨7点起床，从上午9点半开始睡上1小时，然后从下午2—4点小睡，在晚上8点上床睡觉。她非常喜欢待在托儿所，而且根据要求她会在那儿睡上3小时，但是在下午4点，我们去接她时，她显得非常累，而且还想继续睡觉。最初，我们试着让她一直醒着，但是这很困难，我们只好让她在下午5—6点睡觉。在晚上8点或8点半，她会进入晚上的睡眠。如果她夜里（通常在凌晨2点左右）不醒来就好了，不然她可能几小时都睡不着。有时她会毫无理由地大哭，似乎她自己也不知道想要什么。自然，她在早晨该起床的时候感觉很累，我们就让她多睡一会儿，不过这意味着我们中会有一人上班迟到。

对于这种情况我们该怎么办呢？女儿过去曾睡得很好，但现在一切都乱了。我们对托儿所挺满意的。当托儿所的经理告诉我们所有的孩子都能在上午11点小睡时，我们觉得这会有所帮助。我们的女儿是那里最小的一个，其他孩子都在1岁以上。我们原以为她可能不舒服，并带她去看医生，但没有发现什么问题。

阿娜的回复

最好请托儿所管理者，在开始的一两个月，让宝宝一天睡两次小觉，直到她开始适应一天只睡一次小觉。像您家这样比较听话的宝宝，要保持她不睡觉很容易，因为她每天从早晨7点到中午11点都醒着，但如果宝宝的年龄太小，您就会发现这样做会严重干扰她的睡眠。对于不到10个月大的宝宝来说，一天只睡一次小觉肯定是不够的。如果没有其他因素的干扰（如感冒），有些宝宝勉强能承受这种困难，但如果强迫宝宝养成一种超越她年龄的习惯，往往是困难的。

还好您能提前知道托儿所的生活规律，希望托儿所的管理者会暂时满足您女儿的特殊需求。如果不行的话，您可以试着让她从晚上9点一直睡到早上8点，然后在中午11点到下午1点睡一次小觉，在下午4—5点睡第二次小觉。这种安排对于这个年龄段的宝宝比较适合。约1个月之后，您可以把第二次小睡时间缩短到30分钟（从4点到4点半）。几周后，她就可以只睡一次小觉，这就和托儿所其他孩子的节奏一样了。

我有一个8个月大的女儿，她乖巧伶俐讨人喜欢。她很健康，睡眠质量很好。到了晚上8点她自己就会上床睡觉，在凌晨5点左右她会醒来一次，当我喂完她，她又立刻再次睡着，直到早上8点才醒来。这时，我们就起床，给她喂母乳。

最近，我带她去做了一次检查，医生建议我停止宝宝凌晨5点的进食，因为她现在已经足够大了。我当时以为医生的建议有些小题大做了，但几个朋友告诉我，当她们的宝宝这么大时，也停止了夜间进食。她们说那只需花3个晚上，最好的办法是晚上让爸爸和她睡在一起，而我睡在客厅。她们说这些建议也是您给出的。是不是所有超过6个月大、重7.5公斤以上的宝宝都需要停止夜间进食。

阿娜的回复

您没必要一定停止8个月大宝宝的夜间进食。但是，您需要全面地考虑，当宝宝渐渐长大，晚上吃奶对她的牙齿不好，同时也会影响她的睡眠。她会因为想喝东西而醒来，并且很难再次入睡。不过，由于您的女儿年龄尚小且性格温和，所以我想您现在不必太担心。

通常，她凌晨5点的进食时间会慢慢向后延迟。如果您比较宽心，就不必在她凌晨5点醒来时立刻冲过去，而是稍等片刻后再去照顾她，她可能会再次睡着。如果您想引导她停止进食，可以给她一个安抚奶嘴，看她是否能睡着。如果她正在减少或推迟进食时间，那就顺其自然吧！这对你们来说都不是什么大问题。

如果她吃的是奶粉，您可以逐渐减少她夜间的进食量（例如，每周减10毫升），或逐步加水稀释奶液，直到她喝的全是水。然后，如果她还能一直喝水，您就慢慢减少水的量。如果宝宝吃的是母乳，您就可以用杯子给她喝水。

那些按宝宝的年龄制订的规则，实际上只能作为参考。父母应该找到一个最适合自己和宝宝的方案。而您做得很好；您和宝宝都睡得很好，而且凌晨进食也不是大问题。所以我建议您继续按现在的方法照顾宝宝。

我们的"小王子"现在8个月大了，他是个忙碌且精力充沛的男孩。当有许多人围着他时，他特别高兴，而且他很想一直这样。他夜间常常进食3~4次，虽然最近我们已开始推迟他夜间第一次进食时间，但根本没起作用，他每次的食量反而更大了。他晚上睡觉时不喜欢父亲在他旁边。我给他喂母乳，他也知道只有妈妈有食物。

他现在和我睡在一张床上，我睡觉时他也睡觉，我常常在他想吃奶时就立即给他喂。如果他在吃奶后就能马上入睡，我还能够接受，但相反，他总是动来动去。他现在可以站立了，我害怕他随时会从床上掉下来（实际上发生过一次，但幸运的是他没有摔伤）。他几乎占据了整个床；由于他爸爸睡在客厅，我在睡觉时总不放心，我尽量睡在床边并时不时睁眼观察，以确保他不掉下床。这种情况很糟糕，开始彻底影响我们的生活。我儿子的行为似乎有些古怪，他爸爸和我对此感到十分苦恼，心力交瘁。现在，我的父母正打算去国外，我们要代他们照看3周房子，我想这也许是提高宝宝睡眠质量的绝好机会。您能给我们一些建议吗？

另外：白天他能自己入睡，在早上能很有规律地睡1小时，在下午睡两三个小时。

阿娜的回复

有时候，用温柔的方法减少夜间喂食次数往往不奏效，尤其是对于性格非常活泼且倔强的宝宝。不过，您可以很好地利用这次代父母照顾房子的机会，让事情发生转变。对待性格坚强的宝宝，您自己也要有坚定的决心，您只需给他简单明确的信息就好。按照第114页中的10项计划去做，我希望能帮您改善目前的情况。

在这个计划中，父亲要做大部分工作，但其中有几项工作必须由您来完成。首先，在早晨给他喂母乳前，别让儿子见到您（您可以待在卧室外）。然后，在他早晨吃完奶后，他需要醒着2.5小时后才被允许小睡。尤其重要的是，在白天多给他关注，不要吝啬您的拥抱和亲吻。

注意：还有比这更"严酷"的方法（见第56页），即由父亲把宝宝放到床上后，离开房间，然后按一定的间隔时间返回查看。在宝宝看来，他的照顾者是待在房间还是已经离开，有着相当大的区别。通常，让爸爸待在房间效果会好一些，宝宝也更容易接受改变。当然，这种做法并不是在任何宝宝身上都管用。

如果爸爸或妈妈只是坐着什么也不做，有些宝宝就会更加烦躁和生气，好像在问："爸爸妈妈就坐在那里，为什么不为我做些事呢？"这样的宝宝就会比父母不在房间时哭得更厉害。显然，在这种情况下，父母离开房间比坐着看他哭更好。

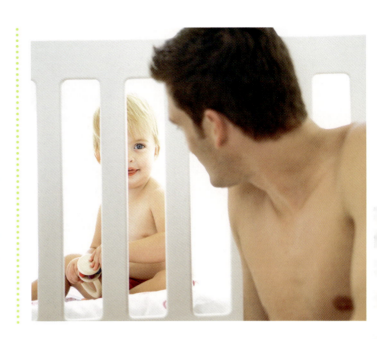

感谢您非常宝贵的建议。我们已运用新方法1周了。在我父母家的第一天晚上，儿子强烈反抗单独和他父亲待在一起，甚至不愿躺下，但他父亲只是戴上耳机听音乐，在一边静静地坐着。第二天晚上，情况就有了好转。从那时起，他每天都有进步，直到昨天晚上，他大哭大叫了半小时，但最后安静地睡了一整晚。每晚的情况都不一样。有一段时间他通常会在凌晨4点后醒来，但我没有喂他。现在，他更习惯让父亲再次抱他躺下，然后给他一个安抚奶嘴，他便会很快再次入睡。我们想知道，他父亲是否应该一直这样做。

阿娜的回复

为了不让父亲一直承担这个角色，他应该减少现在所提供的帮助。例如，父亲可以把安抚奶嘴放在儿子的手里，而不是嘴里；同时，他也应该慢慢地延长等待的时间。总之，对宝宝的回应慢一些、动作少一些。父亲还应训练儿子，在他离开后也能独自睡觉（见第46～47页）。同样要注意的是，当您回到自己家时，一定要改变婴儿床以前的位置，这样能避免宝宝恢复以前的习惯。

改善睡眠习惯的10项计划

这些方法比我在其他几封信中推荐的方法要更加严格

1 首先去医院做一下检查，排除宝宝有任何疾病的可能性。您肯定不愿看到在对宝宝提出严格要求后，宝宝的身体无法承受。

2 不管宝宝晚上睡得如何，保持他的小睡时间不变。

3 在白天每一次小睡后，带他出去玩玩或者玩一些有趣的游戏。白天的繁忙会增加宝宝夜晚安静入睡的可能性。

4 安排他睡觉的位置——在哪个房间，小床放在哪儿，他爸爸应睡在同一个房间里。

5 晚上，他应在6点左右吃晚饭。之后，他可以吃些母乳（如晚上7点），但马上就要睡觉时，不要喂母乳。晚上上床睡觉前约1小时，您要让他吃一些零食——我推荐麦片粥。

6 妈妈对宝宝和爸爸说声晚安，并在晚上7点半离开房间。如果宝宝在当天下午的4个半小时内（下午4点到8点半）一直保持清醒，那么当他躺在床上后会很容易睡着。

7 爸爸把他带到卧室，照常拉上窗帘，关掉灯，唱歌并拥抱他，把他放在床上。然后，爸爸一人坐在门口的椅子上。如果宝宝变得焦虑或生气，爸爸只需先静静地坐着，什么也别管。

8 然后，爸爸可以每5分钟站起来一次，轻轻地帮宝宝躺下，给他安抚奶嘴（如果他有一个），陪在他身边并保持身体接触半分钟。然后又回去坐下，再等5分钟。

9 爸爸应反复这样做，直到儿子进入梦乡，无论这会花多长时间。

10 爸爸和儿子睡在同一房间。如果夜间儿子醒来，爸爸应该像晚上入睡时那样做，先等一等，然后再让儿子躺下，给他安抚奶嘴。不管多久，爸爸都得重复这样做，直到宝宝睡着。

9～14个月大的宝宝

这一时期，健康的宝宝应该能够在不进食的情况下安睡一整晚。如果您家宝宝仍然在夜间进食，多是因为他还没有改掉小时候养成的习惯。果断停止夜间进食比逐渐减少进食更容易让宝宝接受。同时，避免在床上给宝宝喂食，或者更确切地说，应该在卧室外喂食。无论是白天还是晚上，绝对不要在卧室内进食，不管是吃奶粉还是母乳，您得让宝宝清楚这一点。

改变睡眠模式

父母常常想知道，宝宝在晚上通常能睡多长时间。从6个月到3～4周岁大时，宝宝晚间的睡眠时长通常比较稳定——将近11小时，可能会有1小时的出入。当宝宝9个月大时，他通常已停止了夜间进食。9～14个月大时，宝宝睡眠模式的改变与白天的睡眠质量有很大的关系。白天的睡眠更少了，并且宝宝不再需要睡两次小觉，而开始只睡一次了。通常到宝宝1周岁左右时，就会彻底完成这种转变。

当宝宝发生这些变化时，会出现两个明显的信号：他开始抗拒第二次小睡，晚上迟迟不想入睡。为了把两次小睡合二为一，让宝宝在早晨醒来后，保持4小时清醒，在晚上睡觉前要保证6～7小时的清醒时间。当宝宝开始只睡一次小觉时，他的夜间睡眠时间通常会延长30～60分钟。

这个时期，逐渐减少夜间进食是不够的，您应该彻底停止它。

10个月大、白天只睡一次小觉的宝宝的典型睡眠苏醒时刻表

需要将白天的小睡减少到1次的宝宝，其晚上的睡眠时间通常会缩短1小时。右上图中的宝宝从晚上9点睡到早上7点。然后，从早上10点到11点半再睡1.5小时，之后在下午3点半到4点短暂地睡上半小时。其实，他上午10点时并不觉得困，白天第二次小睡也变得困难。

右下图中的宝宝在早晨7点醒来，在上午10点钟时有一次较短的小睡，然后在下午2～4点有一次两小时的小睡。但是，他对上午10点的小睡已经不感兴趣，晚上的入睡也变得困难。

如果您的宝宝正如上述两种情况，那么您就应该尝试让他只睡一次小觉。最好利用周末来尝试。这次小睡时间应该在他醒来的4小时后开始，即在上午11点左右。然后，在晚上8点左右，他就应该早点上床睡觉。

当宝宝把两次小睡合二为一时，会有那么几周，有些日子他睡一次小觉，有些日子他睡两次小觉，这都是正常的。我们可以通过下面两种方法来判断。

首先，如果您的宝宝在下午1点前就从小睡中醒来，那么他还需要睡第二次小觉（换句话说，他不能一直撑到晚上再入睡）。其次，如果您的宝宝在上午小睡前无法保持3个半小时的清醒，那么这一天他将需要第二次小睡。

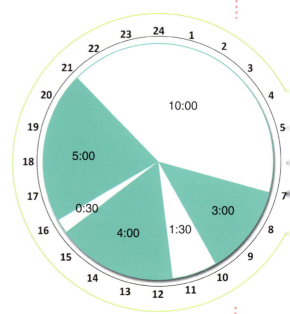

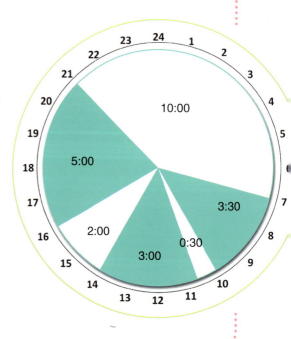

影响睡眠的生长发育因素

9～14个月大时，分离焦虑症和运动技能的发展，尤其是站立和走路的能力，可能都会影响宝宝的睡眠习惯。

分离焦虑症

当宝宝独处时，会感到烦躁和害怕，这就是分离焦虑症的表现。他之所以会有这样的焦虑，是因为他不明白一些在视线中消失的人或事物会重新出现，还会继续存在于其他地方。这种认识可能会影响宝宝的睡眠（见第34页）。如果您的宝宝天生敏感或适应力较弱，就容易出现分离焦虑症并拒绝独自入睡。这时，父母应该至少有一方陪他入睡。然而，您要记住，宝宝现在需要的仅仅是有人陪在他旁边，而不是更多的帮助，如被人摇晃、喂食等。不过如果您提供了这些服务，他也不会拒绝。因此，最好不要给他提供任何服务。否则，他即便克服了分离焦虑症，也会不断要求您提供这些服务。

分离焦虑症可能会影响宝宝的夜间睡眠，他会在睡觉时大哭，好像受到了惊吓一样。我们不知道宝宝为什么会这样，也许他梦到了白天所经历的一些事。这时，您不要对宝宝太多地干预。例如，您不能以提问的方式和他交流，似乎您在期待宝宝的回答，也不要抱起他。您只需让他安静，并把手轻轻地放在他的身上，这就足够了。宝宝需要的是一种安全感，他不需要喝什么，也不需要您抱着他满屋子转。每次宝宝醒来哭闹，您都记得先等一等，看看宝宝是否会自己停止哭泣，再采取下一步行动。您通常只需待在床上（如果他睡在您的房间），或到房间的门口（如果他睡在自己的房间）对着他说"亲爱的宝贝儿别哭，妈妈在这儿"就够了。多次重复以后，宝宝在听到您的声音后，会逐渐平静。宝宝能在睡梦中识别父母的声音，你们的声音就能使他安静。然而，您如果走近并安抚宝宝，会使他彻底醒来。

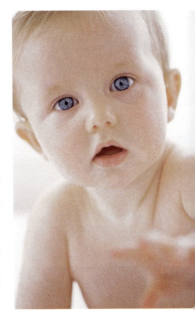

度过分离焦虑症的时间有长有短，这取决于宝宝本身，可能会持续几个月。请记住最重要的一点，只给宝宝提供他所必需的帮助，不要给他太多。

学习站立

当宝宝刚学习站立时，他的睡眠习惯很可能会因为学习新技能而被干扰。晚上，当宝宝被放到床上时，他就可能会立刻站起来，向您展示他的进步，期望得到您的表扬。此时，您不必感到担忧。宝宝通常会一遍又一遍地站起来，而您也会一次又一次地把他放回原位。有时候您抱着宝宝在床上躺一会儿，容易让宝宝感到困倦。但更多的时候，您会走出去，让他一个人站着、哭闹，或索性把他抱出卧室。

即便是深夜，这种事情也会发生。当宝宝处于半睡眠状态，他可能会站起来，这时您就会迅速地做出反应，在他完全清醒之前，让他安静躺下。因为您知道，一旦他完全醒来就很难再次入睡。这样做的弊端是，他将养成经常在夜间似睡非睡的状态下站立的习惯，因为他将期待您迅速而及时的安慰。

合理的做法是，如果您让宝宝躺下后，他再次站起来，您最好不要管他，假装没注意到。不管他是站着、坐着或翻滚，让他一个人做去吧。只要他没有哭，就不要靠近他。如果他开始哭，就先等上几分钟，然后走过去拍拍他的床垫说："躺下。"他将疑惑地看着您，不知道您想让他干什么，不过这只是第一次的情形。接着您再说"躺下"的时候，亲手扶他躺下，但不要过多地帮助他，不要说其他事，也不要用眼睛注视着他的眼睛。一旦他躺下，就给他一个安抚奶嘴或其他能安慰他的东西，然后静静地在房间的其他地方等着。如果他再次站起来，您就重复一次上面的方法。别责备他，保持您的语调和面部表情相对平和。

宝宝常常先学会站立，后学会坐下，这时他通常需要您帮助他坐下。有时您的宝宝需要用好几周才能学会自己坐下。如果您的宝宝已经学会坐下，您要根据他的意愿去帮他，而不要大包大揽地将宝宝抱起，再放平，给他盖上被子。要尽量用最轻、最少的动作帮助他坐下，并让他自己翻转到舒适的姿态躺下。如果您希望宝宝更好地掌握坐下的技能，那就在白天训练他。

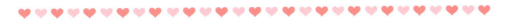

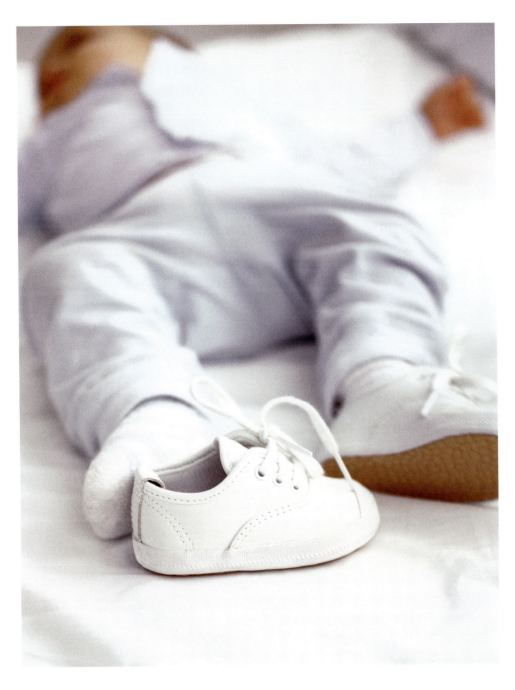

我们的儿子都10个月大了，但他仍会在晚上醒来吃奶。有时在后半夜，他会每半小时就醒来一次。实际上他可能根本不需要喝什么东西，但他总是哭个不停，我没有别的办法，只好通过喂奶来阻止他哭闹。如果他能睡着就再好不过了，但他老趴在我的怀里不睡，差不多从凌晨4点以后一直这样。别人建议我，不要在他醒来后把他从床上抱起，坚持这样做3个晚上后，他就再也不会要求吃母乳了。我们很难相信这个事实。他是如此温柔可爱的一个宝宝，我们不想对他采用如此苛刻的方法。

后来，我们决定培养宝宝一种更好的睡眠习惯。设定他小睡时间，（以前的小睡是很不规律的）进展得很顺利，然后我们在白天教他自己入睡。当把他放在床上小睡时他很高兴并会立即睡着。晚上，让他独自入睡也进展得很顺利，可是凌晨的问题仍然存在。阻止他在凌晨4点左右的进食没有成功，现在他在凌晨4点就会醒来。我们还可以尝试别的方法吗？他需要更多的亲近和依偎，我们不想拒绝他。

阿娜的回复

正如您所认识到的一样，母乳喂养是影响宝宝睡眠的关键因素。

10个月大的宝宝，夜间仍有一次进食已经与他的年龄不相符，您必须就此停止他的夜间进食（见下一页的3点事项）。完全停止夜间进食比逐步减少进食次数更容易。我建议，让爸爸在晚上抱他上床睡觉，您不要出现在旁边。这样，当宝宝在半夜醒来时就会越来越少地依赖您。最好让您的宝宝清楚谁是他的夜间照顾者。您的宝宝已经学会了自己入睡，所以，在没有您的帮助时，他应该能很好地应付。

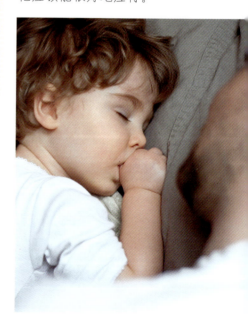

停止夜间进食的3点事项

停止宝宝夜间进食必须做到以下3点

1 完全分离哺乳和睡眠的关系——只在宝宝很清醒或不想睡觉的时候喂奶。

2 绝不要躺在床上喂母乳。

3 确保每次哺乳都要在卧室外进行。

妈妈除了停止宝宝的夜间进食，其他在卧室中的照顾也要交给爸爸。这意味着爸爸可以每天早上抱起宝宝，给宝宝体贴和拥抱，只是不能给宝宝提供母乳。爸爸可以给宝宝提供一杯水（不要装在奶瓶里）。总之，爸爸可以和宝宝在卧室里做很多事，不要把宝宝带出卧室或把妈妈找来。

请您放心，您并不是把宝宝交给陌生人照看，而是他的爸爸。让他们一起度过一整晚，虽然宝宝吃不到母乳，但会增进父子感情。这段时间，您最好在别处先待上两三个晚上。

父母回信

太神奇了！儿子和他爸爸在我们的床上都睡得很好。第一个晚上，儿子几乎每小时都会抗拒两次，但他爸爸说，宝宝的反抗并没有他想象的那么严重。如果让他喝水，他会哭得更厉害，所以他爸爸就不再那样做了。他们已这样度过了6个晚上。我在姐姐那里睡了3个晚上，另外3个晚上我睡在客厅。早上，我们的宝宝比平时更早地醒来，但这不是大问题，因为他醒来时很高兴。我们把他带出卧室，让他坐着吃母乳，然后给他喝了些粥，他对整个过程感到非常高兴。我们想知道是否应该让他和我们睡在一起，还是把他放到他自己的床上睡。我认为应该把他放到他自己的床上睡，这样我们才不会回到旧的睡眠模式。

非常感谢您的帮助。

我的小女儿1岁多了，她现在开始每天半夜（通常是凌晨2点）醒来，并持续一两个小时，甚至3小时内无法再次入睡。她并没有不耐烦或者不开心，她只是不想睡觉，想跳下床去玩。

她是一个可以在晚上自己入睡的女孩。她的睡眠时间是这样的：晚上8点左右入睡，然后凌晨2点左右醒来，一直醒到凌晨4点。如果她在晚上醒的时间很长（她经常这样），那么第二天早上为了带她去托儿所，我们不得不在早上7点半叫醒她。然后她会在那儿从上午10点睡到中午。回到家后，她会从下午3点睡到5点，不过睡觉时长偶尔不一样。她仍然在每天晚上8点就上床睡觉。您认为她凌晨的早醒是什么原因呢？她喜欢待在托儿所，在那儿她睡得很好。她是一个非常快乐和乖巧的女孩。只要能帮助我们，托儿所的职员愿意去做任何改进。

在周末时，她早上会睡很长时间，经常一觉睡到上午10点，然后她会在下午1—4点钟睡一次小觉，但是她在周末的晚上睡得不怎么好。

安娜的回复

您在信中没有告诉我她在夜间醒来的原因，但我推测是因为她睡觉时间的选择不太合适，并且在平日和周末不一样。

请您把她第二次小睡的时间缩短到1小时，并且在几天后缩短到半小时。如果在缩短小睡时间后，早上很难把她唤醒，那么缩短小睡的步骤就要慢一些，比如每天缩短10分钟。通常唤醒宝宝的最好方法是，打开电灯、抱起她、小声地对她说话，然后让她越来越清醒。

您应该在每天早晨的同一时间把她叫醒。如果她的夜间睡眠超过12小时（您说过在周末，有时她从晚上8点一直睡到第二天上午10点，那已经是14个小时了），您就在这么长的时间内选出2~3小时让她保持清醒。我们的目标是，在一两周内使她一天只睡一次小觉。小睡时间可从中午11点到下午。同样要避免在晚上对宝宝的表现做出太快太多的应答。尽可能少为她提供帮助。

2个月前，我们的儿子一直睡得很好，可他10个月大时患上了耳炎，从那时起他入睡就变得困难。最近，当我们让他躺下睡觉时，他就会马上站起来。我们不得不长时间坐在他旁边按住他，不让他立刻站起。我不知道是否有什么事使他感到焦虑不安。在他入睡时，我们有时试着离开房间，但他会马上大哭。在他患耳炎之前，我们离开房间时，他可以自己入睡，并且整晚睡得很好。别人给我提了些建议，但我不想用苛刻的方式对待宝宝，他肯定会一直哭。您能给我们一些建议吗？

附：昨天，我们带他去看了耳鼻喉科的医生，医生说他耳朵的状况看起来很好。

阿娜的回复

也许是一些复杂因素引起了现在的问题：可能是耳部感染，再加上他正在学习站立；可能是他得了"分离焦虑症"（见第117页）。您可以用第34页介绍的方法观察一下宝宝是否有"分离焦虑症"。

在他睡觉时，最好不要试图离开房间，您应该坐在他旁边，看他是否变得更加平静、安心地想入睡。我也建议在他入睡前不要按着他。您让他躺下后，如果他站起来，您应该先坐着等几分钟，然后，才站起来，让他躺下，给他一个安抚奶嘴或其他安慰他的物品。反复这样做，直到他睡着。这样坚持做几周。

在最开始的几个晚上，通常应该由父母中的一个人（很少陪宝宝入睡的那位）来承担这项任务。父母中的另一个（经常陪宝宝入睡的那位）应该在宝宝上床前离开房间，这样就能打消宝宝要求帮助的念头。无论谁把宝宝放到床上，他（她）都不能用眼睛直视宝宝或对他说话，而应该坐在他旁边，使他安静地躺着，对他哼小曲。最好让他觉得你们中至少有一个人安静地陪在他身边。

在这个年龄段，有些宝宝有几周的时间都需要父母的陪伴才能入睡。

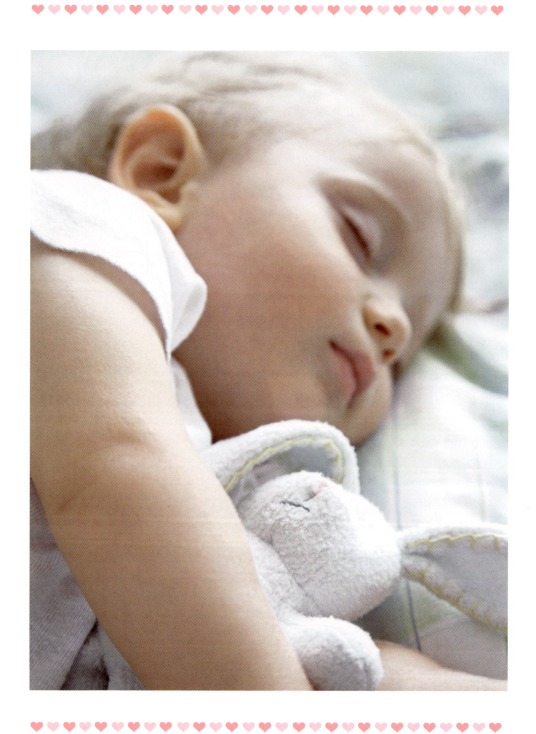

15～24个月大的宝宝

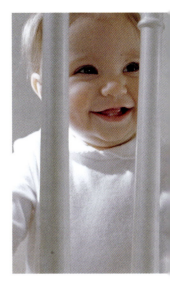

宝宝到了两岁，通常能在夜里睡11～11.5小时（约有1小时的出入）。在这个阶段，宝宝夜间的睡眠时间通常比较稳定，而白天的睡眠越来越少。绝大多数宝宝在两岁以后，还会在白天小睡，不同宝宝的小睡时长会有所不同，有的甚至达到3小时。有些宝宝的父母在晚上睡得不好，他们想停止宝宝白天的小睡，以便他们能够在晚上睡得更好，但很少奏效。如果父母贸然地、过早地停止宝宝白天的小睡，宝宝就可能开始在下午打盹，特别是在晃动的汽车里，或独自一人在安静的环境下。您可能没有注意到这些时候的小睡，但这会严重降低宝宝夜间睡眠的质量，要么在晚上难以入睡，要么在夜间容易醒来。

对于这么大的宝宝，他最长的清醒时间是在他晚上入睡前。这些宝宝在白天只有一次小睡，也就是说他们在白天会有两个醒着的时段，第二个时段（晚上入睡前）应长于第一个时段（小睡之前）。

影响睡眠的生长发育因素

当宝宝在掌握走路或爬行的技能，以及当宝宝开始产生独立意识时，他们的睡眠质量都会因此受到影响。

运动技能

宝宝在这么大时，就会发现自己的运动能力越来越强。您的宝宝通常会开始学会爬行和走路，然而这也会影响他的睡眠。他会在睡着时，练习这些新能力。他可能在睡觉时很爱动，甚至偶尔会翻越小床护栏，发出很大的动静。这种情况既可能在他完全清醒时发生，也可能在他睡眠中发生。在这种半睡半醒的状态下，您需要把宝宝放回原位，无论如何都不要让他完全醒过来。当您试着调整宝宝在床上的位置时，最好轻轻地挪动他，应该让他觉得是他自己重新躺下睡觉。轻轻地扶他躺下，不要抱起他，如果他把毯子踢掉，不要重新盖上，可以把它放在宝宝身边。如果他的安抚奶嘴出现在他手里，不用管他，因为如果他需要，他会自己重新放到嘴里。

18个月大宝宝典型的睡眠时刻表

这位宝宝在早晨8点醒来，待上4小时，然后从中午睡到下午2点。在晚上睡觉前，他会醒6.5小时（大多数这么大的宝宝会在下午醒六七个小时）。他晚上大约在8点半睡觉。

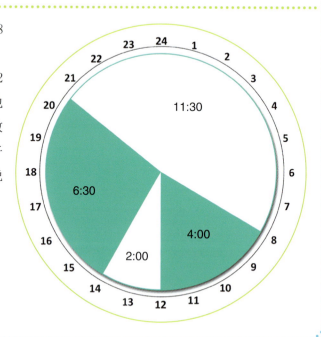

认知能力的发展

对于他想要的东西，宝宝开始越来越有主见。您既不能打击他争取独立的信心，也不要试图改变他的意志；如果他形成了强烈而稳定的自我意识，就再好不过了。然而，您的宝宝也需要意识到，他不可能掌控一切，地球也不是围绕着他旋转的。您要记住，他需要的是来自父母的安全感。父母只有制定规则并指导宝宝做事，同时给宝宝清晰明确的指令或信息，并总是对孩子充满切实可行的期望，才能给孩子以安全感。

通常，宝宝会探寻其在家中的地位，并观察大家是否真正遵循了既定的规则，或是否有可能改变这些规则。有些宝宝经常会挑战这些规则，而有些宝宝不会。您的宝宝可能会在晚上睡觉时，试探您的容忍程度。例如，他会给您找各种各样的麻烦或让您做各种各样的事。他可能想听不止一个故事，而是几个，或要求您一直抚摸他的背，然后抚摸他的前额，然后再抚摸一会儿他的脚，或者他会召唤父母中的另一个，让父母两人都来服务于他。然后他还可能感到无聊，决定不睡觉了，要求出去玩一会儿。这时，和大多数父母一样，您可能也觉得宝宝的要求太过分了。通常这会以宝宝的眼泪和痛哭收场，并持续好几个小时。

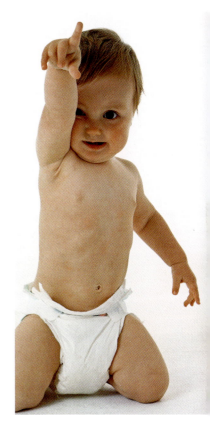

同样您得记住，这么大的宝宝的嗓音也在变大。他最爱说的词可能是"不"，而他将慢慢学会用更多的词跟您交流。总有一天他会叫出您的名字。

宝宝的这些行为，就是要试探您允许他做多少事情。如果有些事他不敢肯定是否能做，他将缺乏安全感。如果情况按常理发展，他会感觉更好，所以他总想知道事情会按怎样的顺序发展。"首先，我坐在爸爸腿上听他给我讲个故事，然后我亲亲大家表示晚安。然后妈妈把我带到卧室，关掉灯，再说一声'晚安'。之后，妈妈走出房间，并让门开着。"这么大的宝宝（或者更大的宝宝）要想获得安全感，他们必须听到父母走动或房间里其他东西发出的声音，如打扫厨房卫生，爸爸放他最爱的CD，妈妈敲击键盘或打电话时的交谈。

这么大的宝宝在睡觉时，如果能听到周围熟悉的家庭生活响动，那么他会更有安全感。

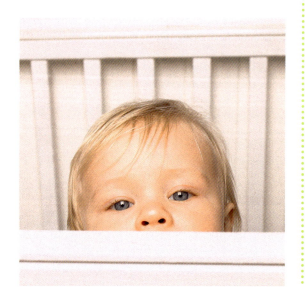

我的女儿现在开始在凌晨2点左右醒来，然后会待上一两个小时甚至3小时不睡。通常，她只是想起床玩玩。是什么导致了这种情况呢？她很少哭，但是，她醒来后很长时间都没人照顾。我们带她去看了医生，但医生说她很好，这就使我不那么担忧了。但奇怪的是，她以前一直睡得很好，我们不知道这到底是怎么了。所有可能的方法我们都试过了，比如把她抱到我们的床上睡，但她只是想让我们陪她一起玩。

我不知道这是什么原因引起的，她生活中并没有出现任何变化。

安娜的回复

您的信里没有给我提供充足的信息，但出现这些变化的最可能的原因是，您女儿的睡眠时间安排不合适，或者每天都在变化。您需要一个相对稳定的时间安排。我的意思是规定她早上什么时候醒来、晚上什么时候入睡，以及白天何时小睡（您可以参考126页图上的指导去做）。您必须每天这样坚持——包括周末和假期。宝宝在晚上醒得太久，最常见的原因是白天小睡的时间太迟。

父母回信

您说得很对，她的小睡通常从下午1点到3点半，但后来渐渐地在往后推迟。我以前没发现这是问题的原因所在。我会试试您的建议。

我们儿子的睡眠问题变得日益严重，所以我决定与您交流一下。

自从儿子白天只睡一次小觉，他开始在早晨醒得越来越早。他一直都早起，但凌晨5点未免太早了。我都还没准备好起床呢。以前，他早上六七点醒来，晚上8点睡觉，那样很好。在托儿所，他从中午11点睡到下午2点，而且周末也一样。在晚上，他常常很容易入睡，只要把他放到床上，他就安静地睡着了。我们试着把他的就寝时间推迟，但没有任何作用。我想知道能否早一点儿把他从小睡中唤醒，比如下午1点左右。您认为这样做合适吗？您能给我一些建议吗？还是我们什么也不用做？在白天他精力旺盛，所以很容易适应时间上的变化。也许我只能接受这个事实。

衷心希望您能帮帮我这个不想在每天凌晨5点被吵醒的父亲。

阿娜的回复

有些宝宝天生就起得早。通常这是难以改变的事实，父母有时候只能选择适应，自己要睡得早一点。但我想问您一件事：在下午4—6点之间，他会打几分钟盹吗？

父母回信

是的，他就是这样的。有时候在下午，当周末我们去他爷爷奶奶家吃饭，或当我去接他妈妈下班时，他会很快地睡个小觉。这会扰乱宝宝的睡眠吗？

阿娜的回复

是的，那确实会。试着停止这些短暂的小睡两三周，看看会有什么效果。

我们的女儿很固执，但是她活泼有趣。她是我们的第一个孩子，常要求我们为她做很多事。以前，她睡得很好，并且自己入睡。直到4个月前，她得了耳炎，从那时起，她在上床睡觉时就麻烦不断。早上她通常很疲惫，以至于我们难以叫醒她；白天，她比以前更加疲劳和烦躁。我们担心她的睡眠时间不足。有人建议我们停止她的小睡，但我担心这样做会使她在白天更疲惫。她晚上8点上床睡觉，我们常常在离开房间前给她讲故事，亲她，向她道晚安。

在托儿所，午饭后她会进行1.5小时的小睡。她在那里会很快睡着，但周末在家里时她就很难入睡。现在，在她入睡前，我们会开着车带她出去转1小时，因为如果在中午不小睡，她就会在下午4点睡着，而且在晚上变得异常烦躁。现在如果我们让她在晚上8点上床，她就会立刻开始抱怨。她想再次亲吻她的爸爸，还想让我们讲更多的故事，她想要不同种类的玩具，还想要一些新口味的饮品。她不会说很多词，但令人惊讶的是，她可以很好地表达她的愿望。当我们说"不"时，她将完全失去控制。我们试着更为严厉，但她会大哭不止，因此我们往往在成功前就放弃了。

我们不能再这样继续下去了。我们的女儿都这么大了，她不应该还是这个样子。我们带她看过几次医生，但医生没有检查出什么问题。

安娜的回复

我完全同意您维持她在白天的小睡。但要始终保持小睡时间的一致。即使您需要在周末开着汽车帮她睡眠，那也比延迟小睡时间要好。记住，在下午2点以后的小睡会影响她夜间的睡眠。

她的耳炎引起了这一系列的反应，但她的控制欲导致了事情的进一步发展。她在试探您的极限。她想知道您会允许她做什么。不幸的是，她已经比较大了，您必须以非常果断的方式来处理这种情况。您不能让您的睡眠节律完全受宝宝的控制。

改变习惯：如果可行的话，让其他人帮您照顾宝宝一个晚上。这种做法就是为了果断地打破现在的不良习惯。改变您以前在她晚上入睡前所做的事。不要在卧室给她讲故事，而在客厅给她讲。讲故事的结束时间要更加明确。让她亲吻大家以示晚安，让她在厨房喝一些东西，然后带她到卧室躺下睡觉。最好让能使宝宝更为顺从的父（母）亲在就寝前照顾她，另一位在宝宝入睡前至少15分钟离开房间。这样就能尽量避免她哭着要求父母同时照顾她。

改变您的反应：

接着，坐在卧室的门口，假装您既没有听也没有看她正在做什么，或要求什么，至少这样坚持几分钟。然后您可以平静地回应她："我们明天早上才能这样做。"或"不行，亲爱的，晚安吧。"说话时简单明确，声音不能太大，要平和而坚定。如果她把床上的所有东西都扔出去，不要立刻把它们收起来放回原处，不要有求必

应。总之您应隔上几分钟才搭理她，而且不应对她做或说得太多。对于那些很有决心的宝宝，这个过程可能持续一两个小时。

最主要的一点是和她待在一起，保持冷

静，尽可能少地干涉她。在您采取如此苛刻的计划前，要让医生仔细检查一下宝宝的身体。不然，当您开始新的计划时，却发现宝宝的耳炎复发，您便很难实现计划了。

父母回信

我想让您知道事情的进展。第一天晚上很恐怖。她把每样东西都扔出了小床，除了垫子，因为这是唯一她拿不动的东西。她在两小时后才入睡。实际上，那也是她最近所需要的时长。无论怎样，她最后都能安然入睡。第二天晚上，我们完全重复前一天晚上的程序。开始她不想上床睡觉，但也没怎么抱怨——有时候她会反抗，但没有前一天晚上那么强烈。现在，5个晚上过去了，她仅需要5~10分钟就能睡着，没有大的反抗。简直难以置信。

我想问一下您，我还得坚持多长时间每晚等待在门口？我不是害怕等待，只要不会长达几年就行。

安娜的回复

准确地说，待在门口的时间不宜太长，一般持续4~6个晚上，否则，她可能提出更多的要求。今晚您再重复一次。您可以按照第47页的指导去做。

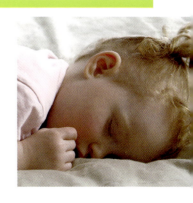

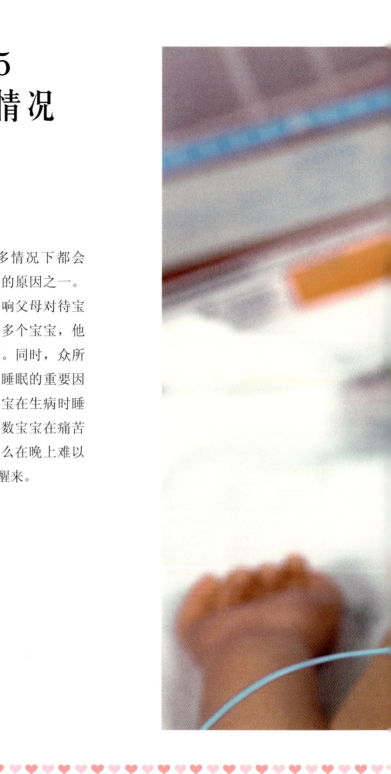

Part 5
特殊情况

　　宝宝的睡眠在很多情况下都会受到影响，早产是其中的原因之一。不仅如此，早产还会影响父母对待宝宝的方式。如果家中有多个宝宝，他们的睡眠也会相互影响。同时，众所周知，疾病是影响宝宝睡眠的重要因素。毫无疑问，有些宝宝在生病时睡眠时间长一些，但大多数宝宝在痛苦或不舒服的情况下，要么在晚上难以入睡，要么时常在半夜醒来。

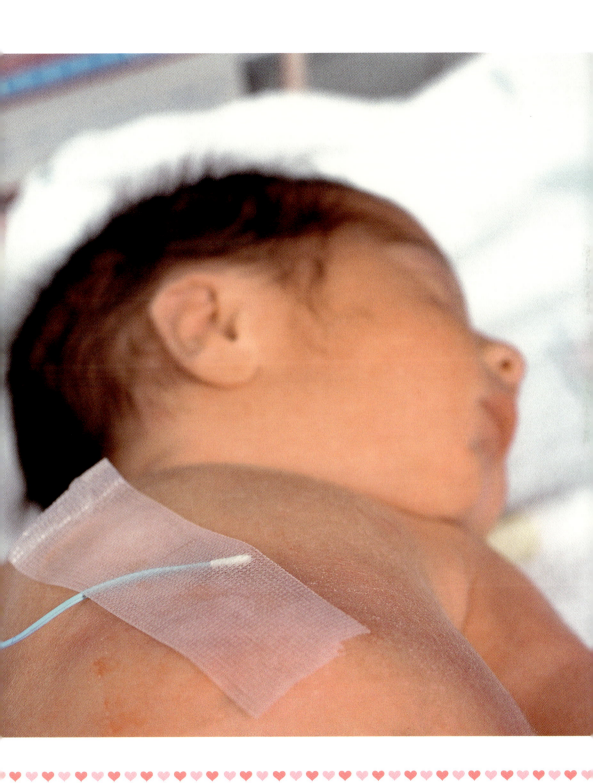

早产儿

早产儿的父母经常会有这样的疑惑，他们宝宝的睡眠是否和足月的婴儿不一样，早产的宝宝是否需要特殊照顾。这里所说的"早产儿"指的是怀孕不到37周就出生的宝宝。本书中所谈到的方法适用于健康的早产儿。早产的宝宝在他们的预产期以前出生，通常只能待在新生儿病房里。出院以后，对他们的关照就和其他新生儿一样了。然而，这里有几点关于早产儿的建议，您要谨记。

带宝宝回家

很自然，父母都很期待把宝宝带回家的那一天，但这常常会引起一系列的烦恼。如果您的宝宝是早产儿的，为了您和宝宝都能适应新的生活，您应该把到家的前几周看作调试期。如果您的宝宝之前待在新生儿特护病房（SCBU）中，您要经常向专业人员寻求帮助或建议。如果您担心宝宝的健康，您可以经常咨询医生或健康顾问。

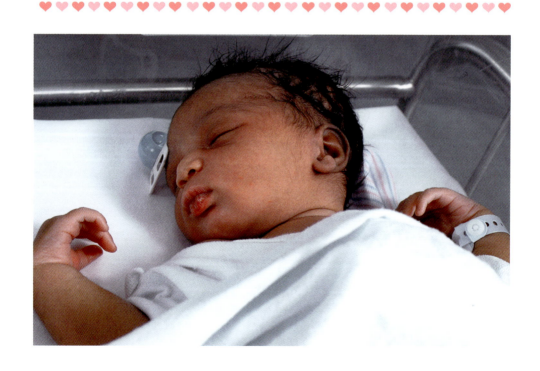

如果您保持宝宝在医院里的生活习惯，您将会发现从医院到家庭的转变是很容易的。在新生儿特护病房中，宝宝可能总会在喂养前后换尿布。当把他们带回家时，宝宝会有各种不同的反应。一些宝宝会很快习惯这种改变，有的则表现得很不安。如果您的宝宝回家后经常生病，说明宝宝需要更多的时间和照顾来适应家中的新环境。新生儿特护病房比家里有更多的嘈杂音、光线和人流量。许多父母注意到，当家里有客人出现并谈话时，早产的宝宝会睡得更好。如果你们家宝宝正是这样，您可以打开他房间里的收音机，让灯彻夜亮着。为了让宝宝脱离这种依赖，您可以慢慢地把灯光调暗和降低收音机的音量。

睡眠的特点

早产宝宝比足月宝宝有更多的时间处于浅睡眠的状态。当处于浅睡眠状态时，早产的宝宝通常会喃喃细语。您应该避免很快做出反应去干扰他，因为在这个状态下非常容易弄醒他。通常，您可以根据他的预产期，建立起早产宝宝有规律的睡眠时间。这样，如果您的宝宝提前8周早产，他就应该与比他小两个月的足月产宝宝有相同的睡眠需要。然而，不同宝宝的情况还是会不一样。最重要的是让宝宝建立有规律的睡眠习惯，而不是规定他每天该睡多长时间，或每天睡几次小觉。

有些在新生儿特护病房待了太长时间的宝宝，他们会维持每3小时醒来进食的习惯，其维持的时间远远超过正常宝宝。当您的宝宝体重达到3千克，在医生的建议下，您可以试着把他夜间的第一个睡眠阶段从3小时延长到4小时，然后延长到5小时或更久（见第78页）。最重要的是，在延长夜间睡眠时段期间，不要给他喂奶。对于多数宝宝，最容易接受的是延长夜间第一个睡眠时段。

双胞胎和亲兄妹

照顾双胞胎或三胞胎，比照顾一个宝宝常常需要制订更特殊的计划，尤其是在睡眠方面。为了让大家都更轻松，试着让每个宝宝早上起来的时间和白天小睡的时间保持不变。例如一对8个月大的双胞胎，其中一个可能比另一个有更多的睡眠需求。你可以把他们两个同时叫醒，比如早上7点。然后，在上午9点半，他们两个都会睡个小觉，让他们两个想睡多久就睡多久。其中一个会在中午11点醒来，而另一个会在中午11点半醒来。然后在下午2点，他们两个都会再次小睡，您仍然让他们想睡多久就睡多久。其中一个会在下午3点半醒来，而另一个会在下午4点半醒来。想多睡的宝宝会醒得晚些。这样，他们两个的睡眠时间都能得到保证。

在照顾一些有睡眠问题的双胞胎时，最好让他们睡在不同的房间。如果睡在同一个房间，会有两个问题：第一，如果双胞胎中的一个开始哭，另一个就会醒来。第二，为了不吵醒另外一个宝宝，您可能会迅速地过去安抚，这个哭着的宝宝会认为您非常好，您能在夜间随叫随到。

您也需记住，双胞胎或三胞胎常常会争相得到您的关爱。宝宝通常都想占据父母床上的同一个最佳位置。这种事情也发生在年龄相近的兄弟姐妹之间。如果您家年龄较小的孩子仍然睡在您的房间，那么较大的孩子总是想睡在你们的床上。在这种情况下，最好让您的孩子睡在同一个房间，这样，较大的孩子就不会担心他的弟弟或妹妹会得到您"不公平"的关爱，他们就会睡得很好。

如果家里有三胞胎或有几个年龄差不多的孩子，我建议为每个孩子制订专门的"爸爸时间"和"妈妈时间"。这种时间不必每天都有，也不必太长。例如，每周花20分钟出去玩或喂鸭子。如果是双胞胎，可以让每个孩子都有睡在父母的床上、和父母中的一个去短途旅行或一起游玩的机会。每个宝宝都需要有单独和父母在一起的机会，这样就能缓解和兄弟姐妹争宠的矛盾。

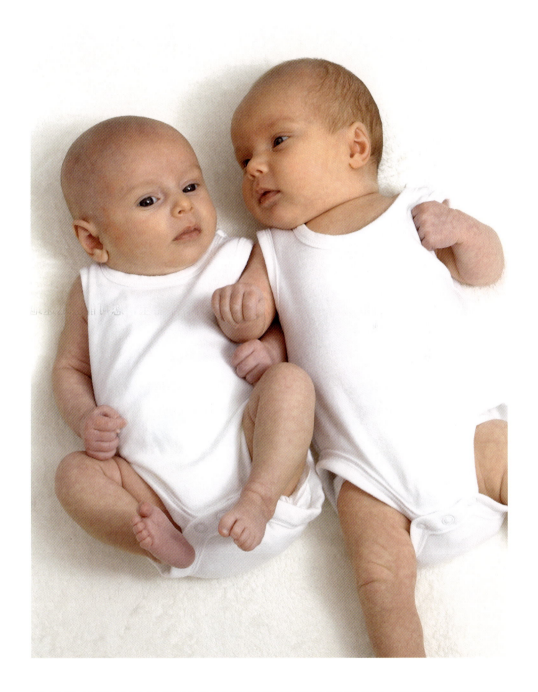

疾病与睡眠

当宝宝生病时，通常会影响他们的睡眠。反复生病的宝宝应经常去看医生。许多宝宝生病时，没有平时睡得好，但在病好之后，就能恢复以前的睡眠状态。不过，有些宝宝在病好后仍然睡不好。这些宝宝需要一些帮助。

在刚建立新睡眠习惯后生病

在刚刚建立新睡眠习惯时就患病的宝宝，可能会想"回归"他生病前的睡眠方式。例如，他已经适应不在夜间进食，但在他生病时就要求在夜间进食。您应避免宝宝恢复旧的习惯，因为旧习惯会毁掉宝宝已经取得的进步。相反，要以不同方式去照顾他。如果他要求在床上用奶瓶吃奶，您就让他用杯子喝水。已习惯在他自己的床上独立入睡的宝宝，如果病了，不要再把他抱回父母的床上睡，而应有一位大人在宝宝房间里睡，给他需要的呵护与关爱，监护他的病情，而不应再让他回到已经摒弃的习惯中去。

换牙与睡眠

长牙的疼痛是不可避免的，即使您的宝宝正受其影响，也不至于打乱他的睡眠习惯。

让宝宝在睡觉前用瓶子或杯子喝点凉水，以减缓他的牙龈疼痛。

胃食管反流

如果您的宝宝很容易呕吐，或患了胃食管反流，那么，当宝宝足够大时，您就停止在夜间给他喂母乳。在夜间喝奶会导致烧心症状，使宝宝醒来并哭叫。在晚上，最好让宝宝的肠胃彻底休息。怎样停止夜间喂养在Part4谈过了。确保宝宝每晚上床睡觉的时间相近，让他吃饱后再上床睡觉。这意味着，在晚餐时要把他喂得很好。当他足够大（约6个月）时，就应在上床睡觉前1小时吃些固体食物。当他一天吃3次固体食物时，就应在每天中午吃一次，在晚上吃两次（例如，晚上6点和8点），然后在30～60分钟后上床睡觉。患了胃食管反流的宝宝在入睡前不能喝任何东西。如果喝了，至少要等二三十分钟后才能把他放到床上睡觉。

几种简单的方法帮助患有胃食管反流的宝宝感到更舒服

✓ 如果您的宝宝是新生儿，在喂他后，把他放到床上，让他朝右侧睡。

✓ 宝宝一旦足够成熟，就停止他的夜间进食。

✓ 别让宝宝在吃喝后立刻上床睡觉，至少要等20～30分钟后。

✓ 当宝宝喝了液体后，让他保持坐立几分钟，不能让头部下垂颈部弯曲，避免刚吃下去的东西反流。

✓ 随着宝宝渐渐长大和越来越经常地吃固体食物，在每次睡觉前都给他喂固体食物，无论是在小睡前，还是在晚上睡觉前。在他醒来后，给他喂母乳或奶粉。因为固体食物不如液体食物那么容易反流。

耳部感染

虽然耳部感染通常不会降低宝宝独立入睡的能力，但是当他睡着后移动头部或身体时，会感觉到耳痛，从而影响睡眠。这时，宝宝会抽泣起来。判断宝宝的哭是否是由耳部感染引起的，您必须咨询医生。曾多次患耳部感染的宝宝，即便在痊愈后，晚上有时仍会感到不安。这只是由于患病而形成的一种习惯。如果您的宝宝很活泼而敏感，这种情况就更加容易出现。

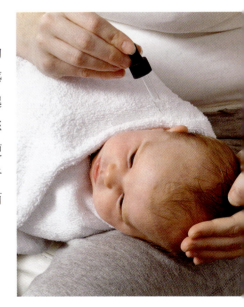

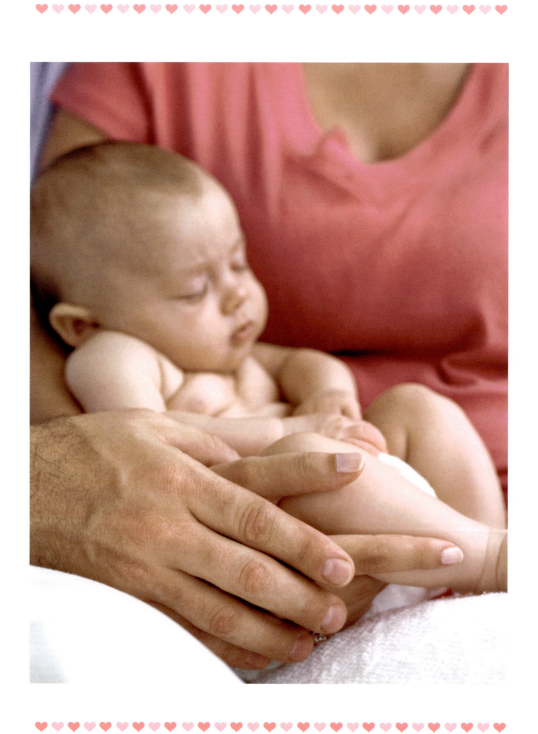

易患耳部感染或耳内有黏性分泌物的宝宝，不应让他躺着吃奶，以避免液体流进咽鼓管的危险，让宝宝更不舒服。感到耳朵疼痛或不舒服的宝宝常常喜欢吮吸一些东西。这时，给他安抚奶嘴比较好，既能安抚宝宝，又能减缓宝宝耳朵的堵塞感。

过敏与睡眠

统计表明，出现过敏和厌食的婴儿和儿童的数量在上升。过敏很难诊断，因为其症状多样，包括腹痛、胃不适、皮疹、湿疹、哮喘、呼吸困难、极度活跃、咽喉肿胀和过敏性休克。之所以在刚开始添加辅食时，让宝宝在白天吃固体食物，是因为万一发生过敏反应，您能及时发现（见第104页）。

在很多有睡眠问题的宝宝中，对牛奶过敏有可能会被误认为是疝气痛。如果您的宝宝连续几小时表现得很不安，甚至已经很疲倦了都不想睡觉，您应去看医生以排除宝宝对牛奶过敏的可能性。如果过敏的宝宝在吃奶粉，那么您就要尝试给他换一种新的配方奶；如果宝宝吃的是母乳，您就要考虑改变自己的食谱，将妈妈饮食中可能导致过敏的食物去掉。

应对耳部感染

去看医生，医生会决定宝宝是否需要用抗生素。

使用非处方药帮宝宝缓解疼痛。

在耳朵上敷一块温热的毛巾。

拍宝宝的背或抚摸肚子以安抚其睡觉。

要根据情况的严重性，调整您对宝宝疾病的对策。

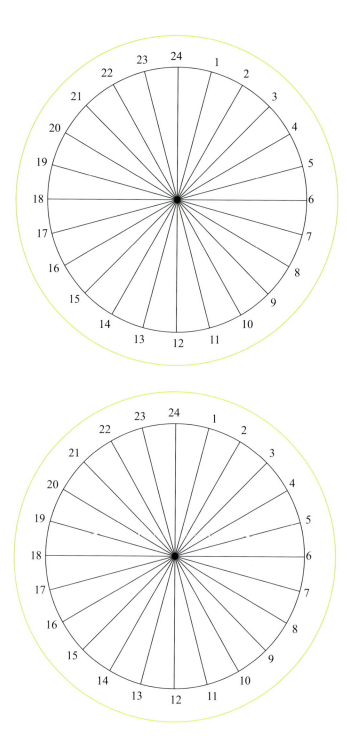

您可以复制此页，用于记录宝宝的睡眠情况。

三好图书网
www.3hbook.net

好人·好书·好生活

我们专为您提供
健康时尚、**科技新知** 以及 **艺术鉴赏**
方面的**正版图书**。

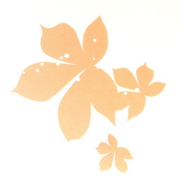

入会方式

1. 登录 **www.3hbook.net** 免费注册会员。
（为保证您在网站各种活动中的利益，请填写真实有效的个人资料）

2. 填写下方的表格并邮寄给我们，即可注册
成为会员。（以上注册方式任选一种）

会员登记表

姓名：＿＿＿＿＿＿ 性别：＿＿＿＿ 年龄：＿＿＿

通信地址：＿＿＿＿＿＿＿＿＿＿＿＿＿＿＿＿

＿＿＿＿＿＿＿＿＿＿＿＿＿＿＿＿＿＿＿＿＿

e-mail：＿＿＿＿＿＿＿＿＿＿＿＿＿＿＿＿＿

电话：＿＿＿＿＿＿＿＿＿＿＿＿＿＿＿＿＿＿

希望获取图书目录的方式（任选一种）：

邮寄信件 ☐　　　　e-mail ☐

为保证您成为会员之后的利益，请填写真实有效的资料！

会员优待

· 直购图书可享受优惠的
折扣价
· 有机会参与三好书友会
线上和线下活动
· 不定期接收我们的新书
目录

网上活动

请访问我们的网站：
www.3hbook.net

三好图书网
www.3hbook.net

地　址：北京市西城区北三环中路6号 北京出版集团公司7018室　　联系人：张薇
邮政编码：100120　电　话：(010)58572289　传　真：(010)62052315

好书热荐

家教新经典

《父亲塑造女儿的未来》

That's My Girl

How a Father's Love Protects and
Empowers His Daughter

[美] 里克·约翰逊 著

安珍 盛海霞 译

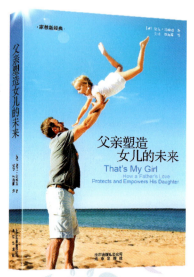

对待女儿，母亲细致周到的照顾纵然无可替代，但是父亲的爱和教育更加高远开阔、沉稳深刻、坚定不移，父爱不仅带给女儿快乐，更多的是对女儿情商、人生观、爱情观的深远影响。

父亲影响着女儿一生的各个方面，让女儿明白：女人应该如何被对待，男人该如何向女人表达健康的爱和情感。最重要的是，父亲树立了一个男人呵护女人的标准。很明显，这是一项艰巨的任务。

里克·约翰逊阐述了父亲该如何与自己的女儿建立起彼此都渴望的亲密关系，帮助女儿健康成长、获得内心的幸福和满足。作者用坦率、睿智、平和的语言传递着知识、经验和道理，还有一语中的的心理剖析，智慧和幽默浮现于文字间。

忙着挣钱的父亲们！你们给女儿真正的财富不是金钱，而是当她面对这个世界时，内心的力量和信心！

里克·约翰逊 美国"好父亲"组织的创始人，该组织12年来致力于帮助男性经营好家庭，与妻子、孩子共同成长，成为好男人、好丈夫、好父亲；同时也是美国和加拿大许多大型子女教育和婚姻专题会议备受欢迎的演说家。他著有多部畅销书，如《好爸爸，强儿子》《更佳伴侣是怎样炼成的》等等。

品好书，做好人，享受好生活！

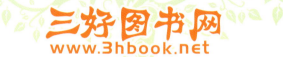